頻尿・尿もれを自分で治す方法

過活動膀胱や腹圧性尿失禁、前立腺肥大が改善！

医学博士
関口由紀・監修

平原社

監修の言葉

どんな人にも最適の治療法がある

頻尿や尿もれなどの尿トラブルは、多くの人が経験することで、決して珍しいことでも異常なことでもありません。調査によると、40才以上の女性では約４割が悩んでいます。妊娠出産がきっかけになる人もいますし、年を重ねれば経験者は増えるので、ますますもって「よくあること」になります。

最近はテレビの健康番組やコマーシャルでも、普通に尿トラブルの話が登場し、オープンになったものだと思います。私が横浜元町に、女性のための泌尿器科のクリニックを開設したのは15年ほど前ですが、それから時代は大きく変わりました。

尿トラブル自体の認知度は上がりましたが、意外に知られていないのは治療法の進歩です。特に女性の尿トラブルの治療法の向上には多くの人が驚きます。西洋薬だけでなく漢方薬も豊富ですし、手術や医療機器を使った治療も効果的です。骨盤底筋トレーニングは軽度から重症の人まで、多くの人に有効です。そして最近では、なかなか有用なサプリメントもあるのです。

本書で紹介しているのは「ペポカボチャ種子エキスのサプリメント」ですが、私のクリニックでは、従来の治療ではもう一歩、という患者さんに試してもらい、よい結果が得られています。薬のような副作用がない、全身に作用してＱＯＬ（生活の質）を高めるなど、通常の治療の弱点を補ったり、プラスアルファの効果をもたらすケースがあるのです。

サプリメントも尿トラブルの選択肢の1つとして考えると、治療法は本当に多彩です。どんな人にも、必ず最適な方法があると感じます。

それでもまだまだ一人で悩んでおられる方が多いのですが、高齢化が進む現代、人生は長いのです。女性の平均寿命は90才に届こうという時代です。仮に40才でこうしたトラブルに見舞われたとして、何十年も悩みながら生きていくより、早めに解決して快適な生活を送ったほうがいいのではないでしょうか。
とはいえ、いきなり医療機関というのは抵抗があるかもしれません。そこで尿トラブルについて、事前にある程度知識を得ることをお勧めします。本書で尿トラブルの原因や治療法を理解し、ご自身に最適な方法を考えてみましょう。もやもやとした霧が晴れ、スッキリした解決の道がきっと見えてくると思います。

医療法人ＬＥＡＤＩＮＧ　ＧＩＲＬＳ　女性医療クリニックＬＵＮＡグループ理事長
医学博士　関口由紀

まえがき

頻尿や尿もれなどの悩みは、なかなか人には言えないものです。一昔前はそれこそ誰にも言えず、我慢し耐えるほかありませんでした。特に女性にとって、尿もれなど恥ずかしくて人に言えるものではなかったのです。

けれども時代は変わりました。今日、美人女優がケロリとその悩みをテレビで語り、自虐ネタにする女流作家も複数います。

なぜ彼女たちは堂々と尿もれを語れるのでしょうか。

それは彼女たちが現代の女性達に、もっと積極的に元気に生きてほしいからにほかなりません。

「そんな小さなことにクヨクヨするんじゃない」「だいじょうぶ。みんなそうだから」。

尿もれカミングアウトは、現代女性へのエールなのです。

もちろん多少はビジネスライクな計算もあるでしょうが、彼女たちの言葉にウソはないと思います。

彼女たちの堂々とした言葉には、おそらく続きがあります。それはこんな感じ。「悩まなくていいよ。尿もれは治るから」「自分で治せるから」。

これもう認知されているかもしれませんね。尿もれは、治るのです。頻尿も同じ。軽度なら体操(骨盤底筋トレーニング)だけで治る可能性もあります。

ただ重症の人は医療機関を受診した方がいいのです。なかには複雑な理由や病気が隠れているかもしれないので、ぜひ一度は、泌尿器検診を受けていただきたいのです。

今日、頻尿・尿もれにはたくさんの治療法、改善方法があります。驚くほど多彩で、案外簡単(?)。大抵の人は、「こんなに簡単に治るなら、早く病院にくればよかった」「早く対策をとればよかった」と思うはずです。

よいサプリメントもあります。本書でピックアップしたのはペポカボチャ種子エキスのサプリメント。ペポカボチャとは少々笑える名前ですが、これがとても有用なのです。ひょっとすればアンチエイジング効果も期待できます。頻尿や尿もれは、体操(骨盤底筋トレーニング）とサプリメントで改善するかもしれません。

ぜひ本書を読んで、頻尿や尿もれについて理解してください。そうして自分と照らし合わせて、最良の対策をとってください。

だいじょうぶ。頻尿も尿もれも治ります。

もくじ

監修の言葉　3
まえがき　6

第1章 頻尿・尿もれはなぜ起きる

尿と泌尿器について　22
尿って何？　23
体液の塩分濃度０・９％を保つ　24
腎臓はすごい！　26
絶妙な血液の成分調整　29
尿はいつ、なぜ、出るのか？　31
脳と膀胱、自律神経。排尿をめぐる攻防戦、いや情報交換　33
頻尿・尿もれってどういうこと　35
男女問わず頻尿。ただし男女で原因は別？　36

40才以上の7人に1人が過活動膀胱　38
なぜ突然、尿意が起こるのか？　40
女性特有GSM（閉経関連尿路生殖器症候群）も大きな原因　42
現代女性は今すぐブレーキをふんで回復に向けてギアチェンジ　44
成人女性の4割は尿もれあり　45
●腹圧性尿失禁　46
●切迫性尿失禁　48
●溢流性尿失禁ほか　49
●急性細菌性膀胱炎　50
●膀胱痛症候群（間質性膀胱炎）　53
●骨盤臓器脱（性器脱）　55
骨盤底筋のゆるみは共通。頻尿・尿もれ対策で予防　58

第2章 頻尿・尿もれの検査と診断、治療法

頻尿・尿もれの自己診断チャート 62
重症なら泌尿器科や産婦人科へ。事前にチェックして受診 66
頻尿・尿もれの検査 68
排尿はプライベートな行為。変化や支障があって初めて健康問題 71
正常な排尿のめやす 72
ＱＯＬを著しく悪化させる夜間頻尿と睡眠障害 73
意外に多い水分の摂りすぎ 74
１日４ℓ！の大間違い 76
健康な尿とは、色、臭いで健康チェック 78
医療機関での治療の色々 80
▽薬物療法 81
▽機械による刺激療法 84
▽漢方薬 85

▽サプリメント　88
▽新しい施術　89
▽外科療法（手術）　90

第3章 7割が改善　骨盤底筋トレーニングと生活術

全ての泌尿器疾患、尿トラブルに有効　94
骨盤底筋トレーニング。基本動作はシンプル　95
「ながら運動」を毎日続ける。まずは3か月　98
指を膣に入れて確かめる　99
イベントに参加してプロに指導を受ける　101
尿意を我慢する膀胱訓練をやってみる　103
膀胱訓練＋トレーニング　104
排尿日誌をつけてみる　106
水分摂取の方法　109

頻尿を招く飲み物に注意 110
アルコール、特にビールの頻尿効果は最悪 112
タバコは百害あって一利なし 113
気をつける食品 114
塩分も頻尿のもと 116
サプリメントを取り入れる 117
女性ホルモン様物質で老化防止、トレーニングをサポート 119

第4章 男性の尿トラブル　原因は前立腺肥大

男性にも起きる頻尿、尿もれ、過活動膀胱 122
前立腺とは 123
なぜ前立腺は肥大するのか 125
過活動膀胱との合併で症状は複雑に 127
進行した場合の症状、尿閉とは 129

前立腺肥大と前立腺がんは全くの別もの 130
前立腺肥大症の検査 131
前立腺肥大症の治療 133
▽薬物療法 133
▽外科手術 135
尿閉で腎不全寸前になることも 137
サプリメントを取り入れる 138
男性の頻尿・尿もれ改善生活術 140

第5章 ペポカボチャの種子エキスで尿トラブルが解消

ペポカボチャって何? 150
原種から薬用植物として欧米に伝搬 152
種子(ナッツ)は天然の総合サプリメント 153
ペポカボチャの種子エキスの成分 155

▽植物エストロゲン・リグナン　155
▽前立腺肥大症を改善するククルビタシン　159
▽膀胱や骨盤底筋、血管などに働きかける多彩な成分　161
ペポカボチャの種子エキスの実験結果　163
【1】膀胱機能改善の有効性比較実験　163
【2】薬用ペポカボチャ種子抽出エキスおよび大豆胚芽抽出エキスの混合加工食品の夜間頻尿、及び腹圧性尿失禁に対する有用性試験　167
【3】薬用ペポカボチャ種子抽出エキスおよび大豆胚芽抽出エキスの混合加工食品の過活動膀胱に対する改善効果を調べる臨床試験　171
尿トラブル改善総合サプリメント　174
▼エキナセアプルプレア　176
▼イラクサ根　181
▼マカ　183
▼クランベリー　185
▼チェストベリー　187

女性と男性の両方の尿トラブルに有用なサプリメント　188

第6章 ペポカボチャ種子エキスのサプリメントで頻尿・尿もれが改善した症例

日中も夜も頻尿で常に残尿感がある感じ。今はトイレ回数も減り膀胱の不快感もスッキリ消失　192

15年にわたる過活動膀胱。頻尿、尿もれ、薬の副作用から解放され、快適な毎日が過ごせるようになった　194

間質性膀胱炎。正確な診断と適切な治療で症状は消失。骨盤底筋トレーニングとペポカボチャ種子エキスのサプリで諸症状も改善し、薬を減量。尿トラブルがほとんど消失　196

薬物療法がうまくいかない。
骨盤底筋トレーニングやペポカボチャ種子エキスのサプリなどで症状改善 198

第7章 頻尿・尿もれとペポカボチャ種子エキスのサプリメントQ&A

Q・頻尿や尿もれが骨盤底筋トレーニングで改善するとのことですが、どのくらい続ければ効果が現れますか? 202
Q・一人で骨盤底筋トレーニングを続けるのはとても難しいものです。ついついサボったり、うっかり忘れたりの繰り返しです。どうしたら続けられるでしょう。 202
Q・水分の摂りすぎが頻尿につながるといいますが、熱中症予防やふだんの健康のためにも、水分はたくさん摂った方がいいのではないでしょうか。 203
Q・1日に10回くらいトイレに行く場合は、頻尿なのでしょうか。病気なのだから病

院を受診した方がいいのでしょうか。 204
Q・頻尿や尿もれで困っていますが、病院に行くのは抵抗があります。 205
Q・ペポカボチャとはどんな植物ですか？ 206
Q・日本のカボチャの種子では代わりにならないでしょうか？ 206
Q・ペポカボチャの種子のどんな成分が尿トラブルによいのですか？ 207
Q・女性ホルモンが減少すると、なぜ尿トラブルが起きるのですか？ 208
Q・ペポカボチャ種子エキスのサプリメントは、男性の尿トラブルにも薬効があるというのは本当ですか？ 208
Q・ペポカボチャの種子に男性ホルモンと女性ホルモン、両方の働きを持った成分が別々に含まれているのでしょうか。双方の働きが阻害されることはないのでしょうか。 209
Q・ペポカボチャの種子にはアンチエイジング効果があるというのは本当ですか？ 210
Q・ペポカボチャの種子の尿トラブル改善効果についての臨床試験は行われていますす

か？　211
Q・ペポカボチャ種子エキスのサプリメントは、いつ、どのくらい飲めばいいのでしょうか。　212
Q・ペポカボチャ種子エキスのサプリメントの原材料の調達や製品化はどのように行われているのですか。　212
Q・ペポカボチャ種子エキスのサプリメントには副作用はありませんか？　213
Q・ペポカボチャ種子エキスのサプリメントは、薬と一緒に飲んでも大丈夫ですか？　214
Q・ペポカボチャの種子成分が尿トラブルに有効ならば、医薬品にはならないのでしょうか？　215
あとがき　216
参考文献　219
巻末付録（排尿日誌）　220

第1章

頻尿・尿もれはなぜ起きる

尿と泌尿器について

今でこそ頻尿、尿もれといった言葉は一般化し、大人も子どもも知るところとなりました。一定の年齢になると多くの女性（男性も）がこうした悩みを抱えるようになり、尿もれパットを使い、泌尿器科の門をくぐるなどしています。

しかし一昔前には、悩みを抱えながら誰にもいえず、放置し、年を取ってさらに悪化させてしまう女性がほとんどだったのです。

頻尿、尿もれについてご説明する前に、尿と泌尿器について基本的な情報を述べさせてください。尿とは何か、なぜ尿が出るのか、どういうしくみで、何のために尿が出るのか理解しておきましょう。

そうすることで、尿と泌尿器と健康の大切さがわかります。大切さがわかれば、自分でもっと大切にして、自分の体を守る意識が身につきます。どうしたらいいかがわかってきます。治せるところは治して、戻せることは戻して毎日を充実した楽しいものにしなくては。

それは意外と簡単かもしれません。

尿って何？

尿は血液から作られます。というとびっくりする人がいます。えっ?! 血液から？ 食べたり飲んだりした水分の余ったものが尿なんじゃない？ そう思っている人は決して少なくありません。

実際は腎臓で血液が濾過され、必要な物質はここで再回収され、体にとって過剰になった水分が尿として排泄されます。老廃物や不用なものを含みます。

約98％が水、タンパク質の代謝で生じた尿素が約2％含まれています。ほかにも微量のナトリウム、カリウム、マグネシウム、リン酸、クレアチニン、尿酸、アンモニア、ホルモン等を含んでいます。これら微量の成分を調べることで健康状態を把握するのが尿検査です。

さて飲み物、食べ物は腸から吸収され、血液となって全身をめぐります。血液は全身の細胞に栄養と水分、呼吸によって得た酸素を運んでいます。血液から酸素や栄養、水分をもらった細胞は、不用になった老廃物と二酸化炭素を血液に渡します。血液は老廃物を含んだ水分を腎臓に運びます。

しかし細胞が「いらない」としたものでも、使えるものはまだまだたくさんあります。もったいないですから、腎臓では、運ばれてきた血液から、必要な成分を濾過して再回収し、本当に不用な水分と微量の老廃物だけが膀胱にたまります。これが尿です。

体液の塩分濃度0・9%を保つ

尿として排泄されるものはほぼ不用なものですが、その量は日々刻々と変動しています。気温、気候、あるいは運動量によって体が必要とする量が日々変動しているので、不用となるものの量も変わるからです。

体に入ってきた水分は、体温調節や活動によって失われます。血液やその他の体液には、塩分が約0・9%含まれています。血をなめるとしょっぱいのがわかりますね。これが塩分濃度0・9%。多すぎても少なすぎてもダメ。心臓を動かしたり、体温や血圧を維持するのに最適な塩分濃度が0・9%。生命維持には欠かせない濃度です。

けれども飲食で入ってくる水分や塩分は刻々と変わります。そこで濃度調整のために腎臓で尿を作って余分な水分は排泄しているのです。

もし塩分が多すぎると、それを薄めるために血液量が増えて高血圧になります。高血圧になってでも塩分濃度は維持しなければならないというのですから、いかに濃度が大切かがわかりますね。

塩分が不足すると汗や尿は制限されます。場合によってはめまいやふらつきが起こります。熱中症も汗で塩分と水分が失われて起こりますが、この時水分だけでなく塩分が必要なのは常識ですね。

尿は、体液の塩分濃度を維持するために、常にコントロールされているのです。決して「なんとなく水分が余ったから」といった漠然とした理由で排泄されているわけではありません。

この塩分濃度0・9％。実は人類が生物として進化し、海から陸に上がった頃の海の塩分濃度だと考えられています。つまり生物が陸上でも生きていけるように、体内に海を作ったのです。今の海は水分が蒸発して塩分濃度は濃くなり3〜4％になっていますが、太古の海は我々ヒトの体液と同じだったようです。

尿は、生命維持に欠かせない太古の海を体内に維持するために、日々作られているというわけです。

腎臓はすごい！

血液から尿を作っているのは腎臓です。

腎臓は英語でキドニー（kidney）。キドニービーンズ（いんげん豆）のキドニーです。

確かに腎臓はいんげん豆、あるいはそら豆のような形をしています。大きさはにぎりこぶしくらいで、右と左に1つずつ(右腎と左腎)計2個あります。場所は背中側の腰の少し上くらい。

2つありますが、1つでもヒトは生きていけます。そのため人に腎臓を提供してもらう腎臓移植が可能です。

さてその腎臓、イメージでいうとちょっと地味ですね。心臓や肺、肝臓なんかに比べるとパっとしない。だって尿を作っているだけでしょう?

ところがこの腎臓、実はすごいんです。尿を作っているだけといっても、なぜ尿を作っているか、どうやって作っているかがすごいのです。臓器の中の臓器、スーパー臓器といっていいほどの実力者です。

その働きを簡単に説明してみましょう。

まず腎臓は、体の全血液をクリーニングする装置です。腎臓には24時間休みなく血液が流れ込んでおり、腎臓の中のネフロンと呼ばれる組織が老廃物などを濾過して、きれいな血液にしています。きれいな血液は血管に戻されます。

濾過フィルターの目を通って外に出てしまったものを原尿と呼びます。原尿にはまだまだ栄養成分が含まれています。ここからもう一度必要なものを再吸収するわけです。

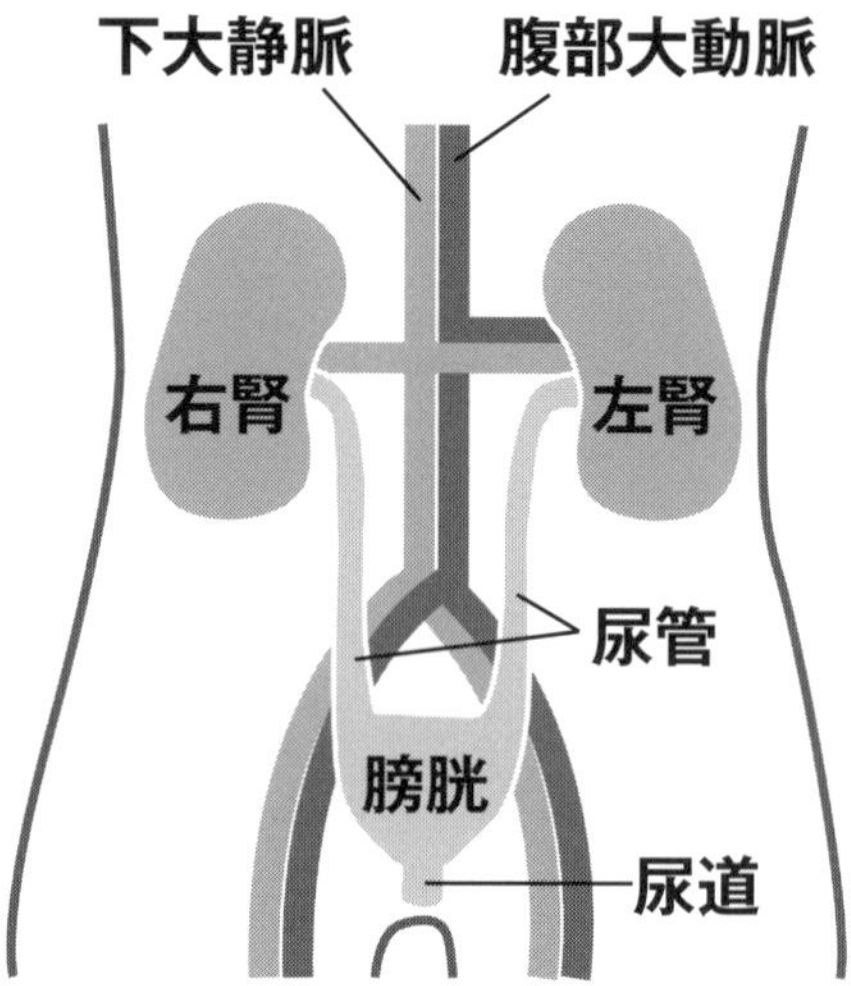

絶妙な血液の成分調整

腎臓が一回濾過して残った原尿から、どうやって必要な成分を再吸収するのでしょうか。そもそも何をもって「必要な成分」としているのでしょう。たとえばカルシウム、タンパク質、ビタミンなど栄養のありそうなものを全部回収しているのでしょうか？

ここがミソです。

何と腎臓は「この体にはどんな成分がどれだけ必要なのか」を考え、判断して必要な成分だけを再吸収しているのです。

というのも腎臓には、流れ込む血液や神経を通って、全身の臓器からの様々なメッセージが届きます。「骨にカルシウムが足りない」とか「糖はダブついている」とか、「塩分が多すぎる」とか。このメッセージを読み取って、原尿から必要な成分を回収し、不用なものはスルーして尿として流しているのです。つまり腎臓が老廃物をしっかり除去しているので有害な物質が体に残らず、病気を防いでいるのも確かです。

さらに血液量は血圧に関わるので、塩分と水分のバランスをとって血圧を適正に調整するのも腎臓の働きです。

　また血液を作るためにエリスロポエチンというホルモンを作って骨髄に指示を出しているのも腎臓です。こうした仕事を行うために、腎臓には大量の血液が流れ込みます。その量なんと1日200ℓ！

　いやいや、そんなわけないでしょ。200ℓの血液って、そもそも体重何キロよ。

　失礼しました。血液は体重の7～8％くらいなので50キロの人なら3・5～4キロ（ℓ）くらいですね。この血液が何度も腎臓を通るので、1日合計200ℓというわけです。

　どうです？　腎臓、すごいでしょう。

尿はいつ、なぜ、出るのか？

腎臓で濾過され、不用な成分となった尿は腎盂に集まり、尿管を経由して膀胱に溜まります。前ふりが長くなりましたが、ここからがいよいよ問題の頻尿、尿もれの話です。

膀胱は尿を一時的に溜めておく袋状のタンクです。健康な膀胱はよく伸縮し、400㎖～500㎖くらい尿を溜めることができます。自販機で売っているペットボトル1～2本くらいですね。

腎臓で作られた尿が膀胱の半分くらい溜まると、膀胱の壁面の筋肉が圧力を感じて脳に信号を送ります。

「尿が溜まったよ」

すると脳は考えます。「今すぐ排尿しようかな」「後にしようかな」

脳は膀胱の訴えだけを聞いて排尿スタートの判断はできません。だってその人が仕事で今は手が離せないかもしれない。会議中の場合もあるし、電車やクルマに乗っている時もある。そんな時に、「排尿」するわけにはいきませんから。

そうなると脳は「後にしよう」と膀胱に信号を送ります。すると尿意はいったん収まります。まだ膀胱に余裕があるので大丈夫。そうして引き続き尿を溜め続けます。

最初の尿意があった時、すぐトイレに行けるのであれば、脳は「今すぐ排尿しよう」と考えるかもしれません。たとえば「後で忙しくなるから今のうちに行っとこう」と斟酌する。それが脳の仕事です。

すると我々は近くにあるトイレに向かいます。

さて、最初はストップした尿意も、膀胱が満タンになれば悠長な事は言っていられません。もはや限界です。再び脳に信号が送られます。「もう尿がいっぱいだよ！」（もう我慢できないよ）。

再び脳は考えますが、あまり余裕はありません。可及的速やかに「排尿しよう！」となるはずです。それでも近くにトイレがなかったりすると、さらに「我慢しよう」となりながら大急ぎでトイレを探します。尿道口にはグッと力が入り、そわそわしながら排尿の機会を待つわけです。

脳と膀胱、自律神経。排尿をめぐる攻防戦、いや情報交換

いちいち脳にお伺いを立てなければならないというのは面倒な気がしますが、排尿はいつでもどこでもしていいわけではないので、いたしかたありません。これは脳と膀胱、言い換えれば「排尿という生理現象」と「常識という社会的ルール」のせめぎ合いです。

いよいよ排尿、ここでも膀胱は脳としっかり連携しています。排尿は尿道口をオープンすることで可能になりますが、この引き金を引くのも脳です。

もう少し詳しくみていくと、膀胱に尿を溜めたり尿道口を開いて排尿したりする働きは、自律神経によってコントロールされています。私たちが脳でしっかり判断する以前に、膀胱をゆるめて尿をためるのは、自律神経の働きです。また脳から排尿の指令が来たら尿道口を開き、膀胱をギューっと縮めて尿を出し切るのも自律神経が働いて行っています。自律神経は私たちが意識しなくても、自分で自律的に働いている神

経です。

脳の力を借りなくても排尿をコントロールしている立派な自律神経ですが、排尿スタートの指令はさすがに脳でなければ出せません。排尿していい時と場所、トイレで、一人で、下着をおろして、便器に座って、といった複雑な判断が必要だからですね。このようにして排尿という生理現象は、脳や腎臓、膀胱など様々な臓器が連携して行っています。なかなかよくできたしくみだと思いませんか？　思いますよね。

でもふだん、こんな複雑なしくみをじっくり考える必要はありません。「今、自律神経が尿を溜めてるんだ」なんてしみじみ考える人はちょっとおかしいですから。考えなければいけないのは、これらのしくみにトラブルが発生した時です。尿に関するトラブル、それがこの本のテーマの頻尿・尿もれです。

頻尿・尿もれってどういうこと

排尿に関するトラブルには次のようなものがあります。

しょっちゅうトイレに行かなければならない頻尿、突然強い尿意がおそってきて我慢できない尿意切迫感、尿がもれてしまう失禁などです。

他にも尿がなかなか出ない排尿困難や排尿に時間がかかる排尿遅滞、排尿しても尿が残っている感じがする残尿感、尿のキレが悪い排尿後尿滴下などがあります。他にも蓄尿時に痛みが起こる膀胱痛症候群、子宮や膀胱などが膣から垂れ下がってくる骨盤臓器脱など。こうした排尿に関する悩みや症状をまとめて下部尿路症状と言います。

これらの悩みは、どれか1つだけある、というよりいくつかの症状が重なっていることがほとんどです。たとえばこんな感じ。

「最近、トイレに行く回数が増えて困っちゃってるの（頻尿）。それも突然、猛烈にトイレに行きたくなるの（尿意切迫感）。でも間に合わなくて……ちょびっともれちゃうこともあるのよね（失禁）。いや〜ね。で、あわててトイレに駆け込んだのに、ちょろちょろで終わり！何よっ！」という感じ。

わかる、わかる、とうなずいている人、多いのではないでしょうか。

細かい症状はもっとあります。またその原因も色々だったりするのですが、治るものが多いのです。症状が軽ければ、後述する骨盤底筋トレーニングなどで治ってしまう人も多いのです。もちろん中にはその背後に重篤な病気がある場合もありますが、多くは深刻になる必要はありません。

でも対策は早い方がいい。多くは骨盤底筋のゆるみなど加齢によるものなので、放っておくと悪化します。早く対処して治してしまうのが一番です。

男女問わず頻尿。ただし男女で原因は別？

トイレが近くなった。中高年の多くはトイレに行く回数が増えてきます。1日に何度もトイレに行く。夜中に尿意で目が覚めるなんて若い頃にはなかったのに、気がつくと毎晩、一度はトイレに行きたくなって目が覚めます。いわゆる頻尿です。

頻尿には一応医学的なモノサシがあって、一般的には日中8回以上トイレに行く。夜寝てからも1回以上、トイレのために起きると頻尿ということができます。夜間だけ何度もトイレに行く場合は夜間頻尿といいます。

ただし標準的に1日に何回トイレに行くかは個人差が大きいものです。若くてもチョコチョコと何度もトイレに行くのが当たり前の人もいますし、1日3回くらいしか行かない人もいます。

要はその人にとって現在のトイレの回数が多く感じられるかどうか、困っているかどうかです。以前よりトイレの回数が増えて困っている、悩んでいるのであれば、それは回数とはあまり関係なく頻尿と診断でき、治療の対象となります。

頻尿の原因は様々ですが、最も多いのが次に述べる過活動膀胱です。

過活動膀胱は女性だけでなく男性にもあります。男女問わず過活動膀胱になるのですが、その背景は異なります。

女性は閉経と女性ホルモンの減少、妊娠と出産が背景にあります。男性は男性ホルモンに影響される前立腺肥大が過活動膀胱を招き、頻尿になります。いずれも性ホルモンが影響するという点は同じ。ただし女性と男性では体の構造や生殖活動に違いがあるので、同じ頻尿でもそこへ至るプロセスに違いが出てくるわけです。

40才以上の7人に1人が過活動膀胱

頻尿など排尿に関する悩みの背景にあるもっとも多い病態が、今述べた過活動膀胱です。最近、コマーシャルなどですっかり認知度が上がった言葉ですね。

過活動膀胱、読んで字のごとし、過剰に活動し過ぎる膀胱です。それほど尿が溜まっていないのに「溜まった、溜まった！　トイレ、トイレ！」と強い尿意が勃発します。しかも何の前触れもなく突然です。この強い尿意を尿意切迫感といいます。

ところがあわててトイレに駆け込んでもちょろっとしか出ない。しかも昼夜とわず1日に何回も起きる（頻尿）。これではたまったものではありません（シャレですみま

過活動膀胱（OAB）の範囲

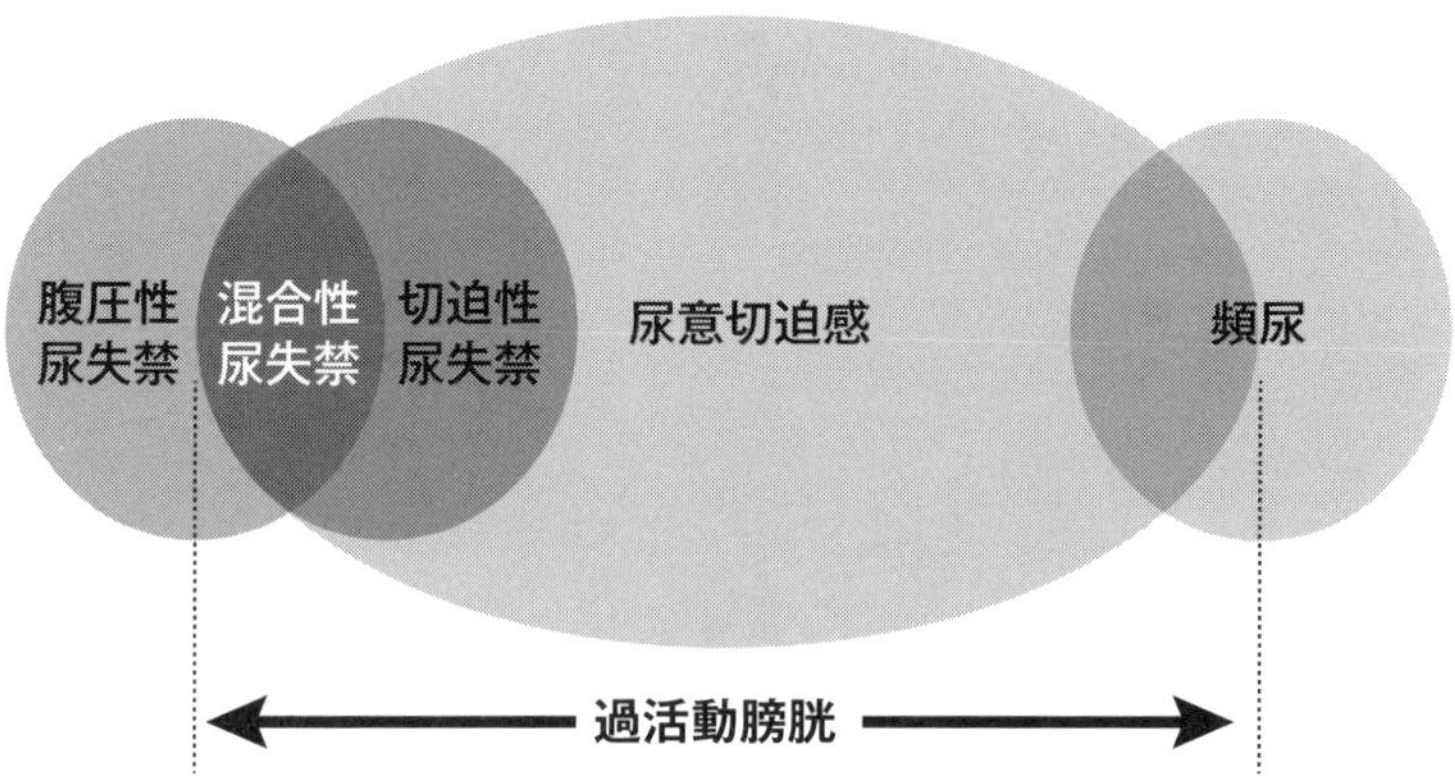

せん）。

あまりに強い尿意が突然起こるのでトイレが間に合わず、ちょびっともれてしまうこともあります。悲しいかな尿もれ、尿失禁です。これを「切迫性尿失禁」といいます。

大の大人がちびってしまう。これはショックではありますが、実はたくさんの人が同じ経験をしており、誰でもあることです。

まず過活動膀胱の患者はとても多い。アメリカでは約３４００万人というデータがあります。アメリカの人口は約３億人ですからざっと10人に１人以上。加齢に従って患者数は増えるので、40才以上ともなればその比率は10人に1人どころではないはずです。

日本では40才以上の男女の14％以上、7人に1人が過活動膀胱の患者であるという調査報告があります（日本排尿機能学会）。数にして推定1千万人以上。堂々たる数字です。また過活動膀胱の患者の60％は尿失禁の症状を持っているので、これもまたたくさんの悩める仲間がいることを意味しているのです。

なぜ突然、尿意が起こるのか？

それにしても解せないのが突然の尿意です。尿が溜まってもいないのに、なぜ突然、我慢できない強烈な尿意が勃発するのでしょう。

その原因はいくつかあります。稀に脳卒中やパーキンソン病などで脳と膀胱を結ぶ神経に異常が起きている場合もありますが、女性の場合一番多いのは出産や加齢などからくる骨盤底筋のゆるみです。

膀胱や尿道は、骨盤底（恥骨から尾骨にいたるひし形のプレートで筋肉・靭帯・筋膜等からなり膀胱や尿道、子宮、直腸など骨盤内の臓器を支える）の上に乗っています。骨盤底はちょうど膀胱や尿道を支えるハンモックのようなもので、これがゆるむと膀胱などの臓器がうまく支えられなくなります。

まず女性は閉経による女性ホルモンの減少によって骨盤底を構成する皮下組織のコラーゲンが減少し、骨盤底というハンモックはたるんでいきます。

さらに骨盤底を構成する骨盤底筋は加齢とともに量が減っていきますので、筋肉と皮下組織のぜい弱化により骨盤底というハンモックはゆるみ、その上に乗っている膀胱は不安定になっていくのです。

今「骨盤底筋のゆるみ」と述べましたが、そうなる最大の理由に妊娠と出産があります。生まれてくる赤ん坊は大きいので、経腟分娩は産道の周りの靭帯や筋肉（骨盤底筋の一部）を傷つけます。この傷はある程度は自然に治りますが、完全に元通りというわけにはいきません。年を取ると「古傷が痛む」ように、筋肉はゆるんでくるというわけです。

女性特有GSM（閉経関連尿路生殖器症候群）も大きな原因

頻尿や尿もれは性別にかかわらず男女ともに出現しますが、ここでは女性特有の排尿トラブルについてご紹介します。男性は第4章をご覧ください。

過活動膀胱、および尿もれには、前述のように女性ホルモンがガッツリ関与しています。排尿トラブルは若い女性でもありますが、やはり中高年、それも閉経した50才以上の女性に多い症状です。

閉経すると女性ホルモンの分泌が減ってしまいます。女性ホルモンといえばエストロゲン、エストロゲンの中でも最も重要なエストラジオールというホルモンが、30才くらいのピーク時の10分の1くらいになってしまいます。でも大丈夫。エストラジオールは、10分の1くらいで充分なんです。

問題は50％くらいの女性は、さらにエストラジオールが減少して、測定できなくなるほどに減ってしまうことです。

エストラジオールは全身の活動に関わっているので、これが極端に減ると認知症、動脈硬化症、骨粗鬆症などの病気が頭をもたげてきます。これらの病気は遺伝的な素因の有無が大きく関わってくるのですが、ここでは泌尿生殖器について追求しましょう。

女性ホルモン・エストラジオールがどん底にまで低下して起こる病気やトラブルを、閉経関連尿路生殖器症候群（Genitourinary syndrome of menopause）、略してGSMといいます。

症状は、膣乾燥感、膣・外陰のムズムズや灼熱感、かゆみ、尿失禁、頻尿・尿意切迫感、排尿困難感、繰り返す膀胱炎、性交時の潤い不足、性交痛、性的欲求低下・オーガズム低下など多岐にわたります。尿失禁、頻尿、尿意切迫感などの排尿トラブルの原因に、女性ホルモン・エストラジオールの低下があるのです。

現代女性は今すぐブレーキをふんで回復に向けてギアチェンジ

困ったことにＧＳＭは慢性、かつ進行性。つまり放っておくとどんどん進行します。ちょびもれはダダもれに、頻尿は昼夜問わず、ひどい場合は尿意を感じる間もなくもれたりします。これではＱＯＬ（生活の質）も何もあったものではありません。

閉経後、ＧＳＭの症状のある女性は約半数と言われています。

本当でしょうか？

本当はもっと多いのではないでしょうか。人前で言わないだけで、閉経したほとんどの女性は何らかのＧＳＭ症状を抱えていると思うのですが。

昔は女性ホルモンの低下は加齢に伴うものだからと、こうした症状に治療方法もなく、放置されていました。女性達は黙って不快な症状に耐えながら生きていくほかなかったのです。

今日、ＧＳＭは原因が解明され、ＧＳＭという医学的な概念も確立しています。治療法はたくさんありますし、自分で治すこともできます。

高齢化が進み、女性は閉経しても30年、40年の人生が残っています。この長い後半戦を尿もれや頻尿、尿意切迫感などで悩みながらクヨクヨと生きていくなんて馬鹿げています。治す方法があるのですから、治しましょう。

成人女性の4割は尿もれあり

頻尿、あるいは過活動膀胱はいずれも困った問題ですが、これらのトラブルがダイレクトに感じられるのが尿失禁、尿もれではないでしょうか。

尿もれに悩む女性はたくさんいます。生理用品で知られるロリエの調査では、尿もれの症状が「現在ある」人が12％、「過去に経験したことがある」人が31％。合わせて4割以上の人が尿もれ経験ありという結果が出ています（調査対象ロリエＨＰの読者20〜40代女性17908人）。

家庭用品の花王が２０１７年に行った調査では、40才以上の女性の約３割が尿もれ症状を経験していました（首都圏、６５０名の調査）。30代では約２割、50代では約４割。なかなか他人に言えないことを考えると、実際はもっと多いように思います。尿もれが起こるタイミングや原因は色々です。次に尿もれのタイプをご紹介してみます。

●腹圧性尿失禁

くしゃみや咳をした時にちょびっともれる。尿もれの中で最も多いタイプです。これも前述のロリエの調査ですが、尿もれ経験者の約７割がこの腹圧性尿失禁と見られます。

くしゃみや咳は大抵突然出ます。「はっ！」と息がとまった次の瞬間「くしょん！」「ごほん！」。その瞬間にお腹、そして膀胱に強い圧がかかり「ちょびっ」。あるいは重い荷物を持ち上げた瞬間、スポーツで瞬間的に体に力が入った時など、準備する間もなく瞬間的にお腹に力が入った時に「ちょびっ」となるわけです。

この腹圧性尿失禁のある女性の9割が妊娠出産経験者です。尿意の項でも述べましたが、妊娠中、大きくなっていく子宮を支えるのは骨盤底筋や靭帯です。また出産に備えて靭帯や、股関節、仙骨、恥骨などの関節やその結合部分はゆるんできます。そうしていざ出産(経腟分娩)となれば、赤ん坊の大きな頭が産道を通過することで、骨盤底筋も靭帯もかなりの傷を負います。

妊娠後期から出産後には7割の女性が尿もれを経験しますが、子宮や骨盤底筋などは1年ほどかけて元に戻り、90%の女性は尿もれも治ってしまいます。

しかし出産によって傷ついた筋肉は、完全に元通りにはなりません。年を取って筋肉自体が衰えたり、女性ホルモンが減少すると再びゆるみ、尿道口の締りが腹圧に負けてしまうのです。

こうしてくしゃみや咳など瞬間的に力が入った時に、ちょびっともれるようになるわけです。

●切迫性尿失禁

突然前触れもなく強い尿意がおそい、我慢できない。必死で我慢しても耐え切れずちょびっともれてしまう。これが切迫性尿失禁です。トイレが間に合わない、下着を下ろす間もなく大量にもれてしまうこともあります。腹圧性尿失禁と合併することがあり、その場合は混合性尿失禁といいます。

この症状は、冷たい水にさわったり、水の音を聞いたりした時に起こるという人が少なくありません。膀胱に尿がたまっているとは限らないのです。〝水〟とは関係のないきっかけで起こる場合は、心理的なものが作用しているとも考えられます。

切迫性尿失禁は、通常は過活動膀胱が原因です。ただ中には急性膀胱炎や膀胱結石、膀胱がんなどの病気が隠れていることもあります。切迫性尿失禁以外に血尿や痛みがある場合は、早めに一度泌尿器科を受診するのがおすすめです。

●溢流性尿失禁《いつりゅうせい》ほか

女性に比べるとあまり知られていませんが、男性にも頻尿や尿もれは起こります。加齢と性ホルモンの変動による点は同じです。ただ男性、女性それぞれの特有の原因や症状があります。

溢流性《いつりゅうせい》尿失禁は男性に多い症状です。尿を出したいのにスッキリ出ない、尿の勢いがない、にもかかわらず尿が少しずつもれています。背景にあるのが前立腺肥大です。

前立腺は膀胱の出口で尿道をドーナツのように包んで存在しており、射精の時には、精液の成分を分泌したり、尿道を圧迫して収縮させる働きをしています。しかし加齢すると、前立腺はだんだん大きくなり、排尿時に膀胱内に残尿が残るようになり、この残尿が腹圧をかけるたびにもれるのが溢流性尿失禁です。

ただ治療の必要性は状態によります。尿が出にくい。ちょろちょろしか出ない。残尿感がある。それでも少し時間をかければ尿が全部出ているようであれば、急いで治療しなくてもいいでしょう。問題は排尿できない尿が常にチョロチョロもれているケースです。

さらに前立腺肥大が進行して尿道がふさがってしまい尿閉という事態になると、ほとんど排尿できなくなります。こうなったら緊急で泌尿器科を受診しなくてはなりません。

女性の場合も溢流性尿失禁があります。それは膀胱や子宮、直腸などが垂れ下がって膣に下りてくる骨盤臓器脱で起こります（後述します）。

また尿失禁の背景に、前立腺肥大だけでなく膀胱がんや糖尿病などの病気が隠れている場合もありますので要注意です。

他にも排尿の機能は正常なのに、認知症や加齢で体が思うように動かず失禁してしまうケース（機能性尿失禁）もあります。

●急性細菌性膀胱炎

頻尿や尿失禁が起こる病気で、細菌が原因となる感染症です。いわゆる「膀胱炎」。

「なったことある～」という女性は、若い女性も含めて多いはずです。

症状は「トイレが急に近くなる（頻尿）」「排尿時、排尿後下腹部が微妙に痛む」「残尿感」「尿がにごる」「尿に血が混じる」などです。

原因は尿道から細菌が侵入して繁殖することで、これは特に異常なことではありません。尿道口は肛門に近く、大腸菌などが侵入しやすいところです。しかし免疫力が安定していれば細菌は抑え込まれ、感染症というほどは繁殖できません。やはり疲労やストレスなどで免疫力が低下し、細菌の繁殖を許してしまうことが原因だと言えます。

よく「トイレを我慢すると膀胱炎になる」と言いますが、そういうことではなく、やはり免疫の状態いかんなのです。

とはいえ暑い夏に水も飲まず、気がついたら丸1日トイレにいかなかった、という状況もよくありません。細菌は尿と一緒に排泄されないと、そこで繁殖しやすくなります。暑い時期は充分水分を摂り、尿意があればきちんと排尿することが予防や悪化防止になります。1日に4～8回排尿するのがいちばん膀胱のためにはよいのです。

泌尿器科では膀胱炎には抗菌剤を処方します。ほとんどの場合、これで1週間以内によくなります。

「膀胱炎からの過活動膀胱」を防ぐ

膀胱炎は、薬や生活習慣でほぼ改善する病気です。ただ注意したいのは、膀胱炎から過活動膀胱に移行してしまうことです。

膀胱炎は水分不足が原因とされ、病院でも、「たくさん水を飲むように」「トイレにどんどん行くように」と指導されます。確かに痛みがある時の水分摂取は、膀胱炎の症状の改善にはよいのですが、そのままずっと「水分摂りすぎ」「トイレ頻回」を続けていると、膀胱の正常な感覚が鈍り、過活動膀胱に移行してしまうことがあります。

特に最近の抗菌剤は強力なので、これを飲むと、細菌は1週間以内に一掃されてしまいます。しかし、膀胱粘膜下の炎症の持続には個人差があり、炎症が長引いて尿意切迫感が長引くことがあります。

従って抗菌剤をつかって1週間もしたら、水分摂取は通常の量に、トイレも自然な回数に戻すことが肝要です。

過活動膀胱には様々な原因がありますが、水分の摂りすぎや、尿が溜まっていないのに何度も排尿するのはかえってよくありません。

●膀胱痛症候群（間質性膀胱炎）

頻尿、尿意切迫感などに加えて、膀胱など下腹部に強い違和感や痛みがあるのが膀胱痛症候群です。膀胱の間質というところに炎症が起きることから、間質性膀胱炎ともいいます。

症状からすると普通の膀胱炎のようですが、検査をしても細菌は検出されません。膀胱はもちろん子宮など骨盤内にこうした症状を招く病気も見当たりません。

ただ何らかの原因で膀胱粘膜の傷害がおこり、尿に含まれた刺激物質が膀胱粘膜下の間質に侵入し、炎症を起こし、刺激感や痛みを起こすことはわかってきました。

痛みや腹部の違和感が強くなるきっかけが季節の変わり目であったり、ストレスや疲労だったりと様々であることから、以前は泌尿器科、婦人科、内科・外科、神経科など、どこを受診してもよい治療にたどりつけない患者が多かったようです。

今日では病気のメカニズムがある程度解明され、医療体制も整いつつあります。効果的な治療法も少しずつ確立されてきました。患者一人ひとりの症状に応じて鎮痛剤、抗アレルギー剤、抗うつ剤などの薬が処方されます。

また膀胱水圧拡張術という方法があり、診断と治療を同時に行え、かつ効果が高いことで評価されています。

また膀胱痛症候群だけでなく重症の月経時痛、子宮内膜症関連痛、外陰部痛、過敏性腸症候群などをまとめて慢性骨盤痛症候群と呼びます。これらはみな、悪性の病気や明らかな感染がないにもかかわらず、下腹部に痛みがあることが共通しています。

もし膀胱炎のような症状があり、かつ検査では何も原因が見当たらないという場合は、ホームページ等で事前に調べて、膀胱痛症候群（間質性膀胱炎）や慢性骨盤痛症候群を診療できる医療機関を受診しましょう。

●骨盤臓器脱（性器脱）

膀胱・子宮・直腸など骨盤内の臓器がたるんで、膣を経て外へ垂れ下がってくる病気です。下がってくる臓器によって子宮脱、直腸瘤、膀胱瘤などといいます。何か1つの臓器のことも複数のこともあります。

典型的な自覚症状は、股間にピンポン玉のようなものが触れる、椅子に座るとボールの上に座っている感じがするといったもの。他にも頻尿、尿が出にくい、残尿感、尿もれ、便秘などがあります。

臓器が重力に逆らえなくなって下がってくるので、立っている時間が長い日の夕方に起きる、寝ていると起きない、自分で臓器を押し込むと戻るといった感じです。

有病率は意外に高く、海外では妊娠・出産経験者の3〜4割に起きているというデータがあります。日本には正確な統計はないものの、やはり妊娠・出産経験者の3割程度には起きていると考えられています。加齢に伴ってその数は多くなります。

骨盤臓器脱（性器脱）の主な自覚症状

▷股間にボールのようなものが触れる

▷イスに座るとボールの上に座っているような感じがする

▷股間に何か挟まっているような異物感がある

▷尿の出が悪くすっきりしない

▷夕方になると股間の不快感や異物感が強くなる

尿もれや頻尿と同様に、妊娠・出産（経腟分娩）による骨盤底筋の損傷とゆるみが大きな要因です。この傷の多くは機能的に問題がない程度に治りますが、完全に元通り（妊娠・出産前の通り）にはなりません。加齢に伴って筋肉がゆるみ出すと骨盤内の子宮や直腸などを支えきれなくなり、臓器脱につながるのです。

他にも慢性的な咳や肥満、便秘が発症を助長します。

正常な骨盤臓器

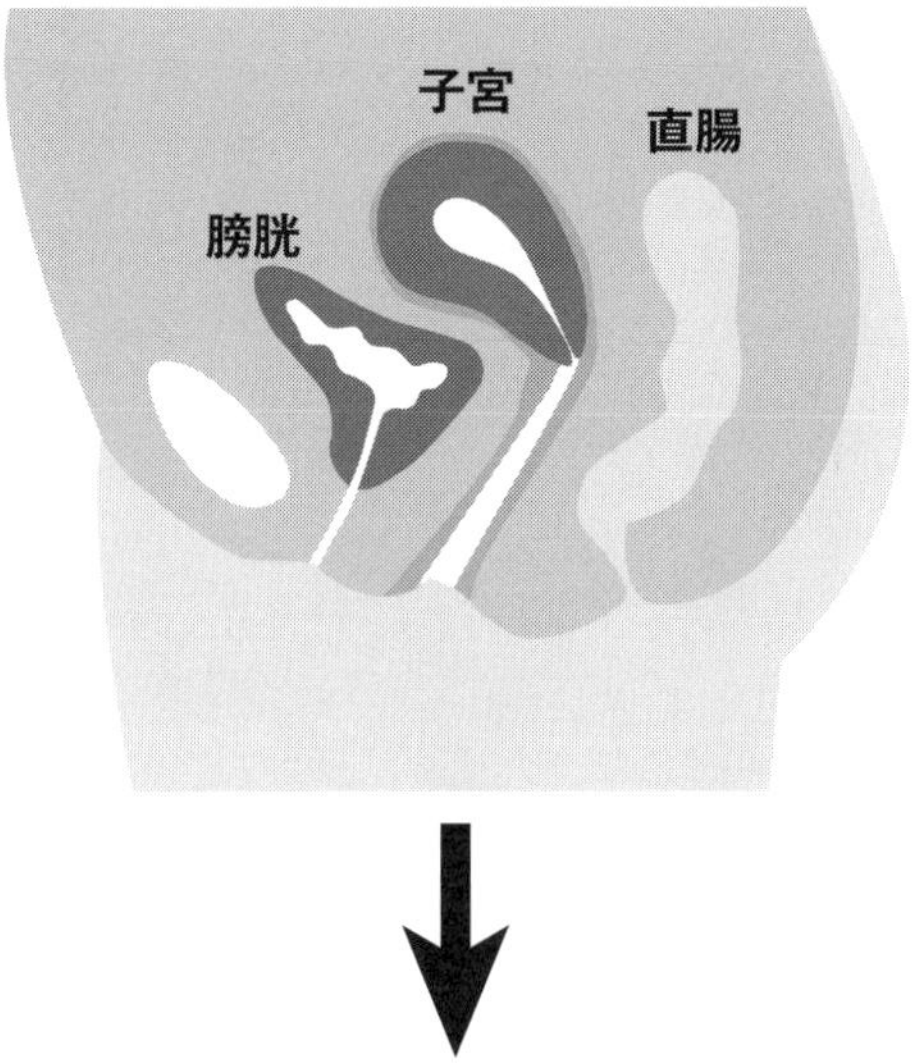

骨盤臓器脱（子宮脱）

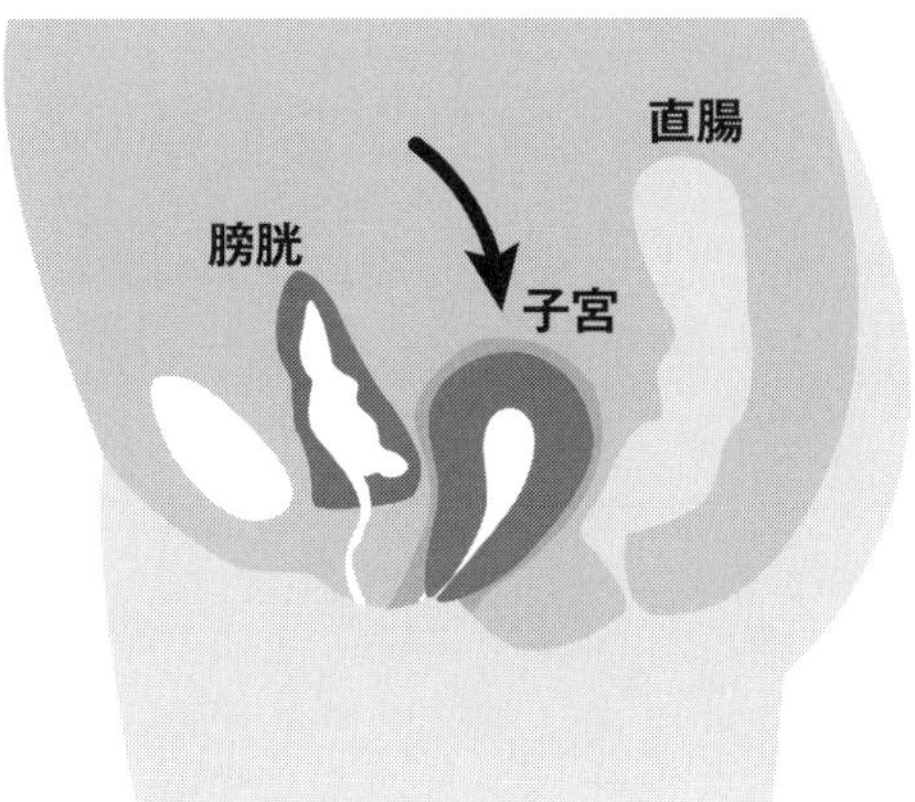

骨盤底筋のゆるみは共通。頻尿・尿もれ対策で予防

骨盤臓器脱は、有病率が高いにもかかわらず、一般的にはあまり知られていません。「恥ずかしくて人に言えない」「誰にも相談できない」「病院にも行かず治療もしない」という古いパターンから抜け出せていないのです。

近年、頻尿や尿もれは、芸能人がテレビで口にするようになり、かなりオープンになってきました。尿もれパッドも普及し、多くの人が「きちんと対応すれば大丈夫」「体操などで予防・改善できる」と認知されてきました。

残念ながら骨盤臓器脱は、まだまだそのレベルに達していません。

けれどもこの病気も、加齢と骨盤底筋のゆるみなどが背景にあり、頻尿や尿もれと同根のトラブルです。症状が軽いうちから、あるいは軽い尿もれくらいの段階で予防していくと、未然に防げる可能性大です。

骨盤臓器脱は今日、効果の高い治療法がありますが、未然に防げればそれにこしたことはありません。

正直、「膣から子宮や膀胱が垂れ下がる」という状態は、なかなか人には言いづらいと思います。それが常態化したら泌尿器科でガッツリ治した方がいいでしょうが、症状が軽いうちなら、体操やサプリメントなどで、自分で治せれば一番です。

詳しい治療法は第2章でご紹介するので参考にしてください。

第2章

頻尿・尿もれの検査と診断、治療法

頻尿・尿もれの自己診断チャート

トイレが近くて困っている。時々、尿もれがあって悩んでいる。そういう人はたくさんいます。できれば泌尿器科など専門の医療機関できちんと検査を受け、診断を受けたいものです。

けれども泌尿器科での診察にはちょっと抵抗があるとか、自分で治せるならそうしたいという人も多いことでしょう。

そこでまず泌尿器科などの医療機関でも使われている問診票をもとにした自己診断チャートをやってみましょう。それによって自分で治せそうだと思ったら、本書にご紹介している骨盤底筋トレーニングや膀胱訓練、サプリメントを試してみることができます。

自己診断チャートで重症の可能性や医学治療の必要性があることがわかったら、やはり医療機関を受診してみることをおすすめします。

ではまず「過活動膀胱」の自己診断チャートです。

過活動膀胱症状スコア（Overactive Bladder Symptom Score:OABSS）

この１週間のあなたの状態に最も近いものをひとつだけ選んで、
点数の数字を○で囲んでください。

質問	症状	点数	頻度
1	朝起きた時から寝る時までに、何回くらい尿をしましたか	0	7回以下
		1	8～14回
		2	15回以上
2	夜寝てから朝起きるまでに、何回くらい尿をするために起きましたか？	0	0回
		1	1回
		2	2回
		3	3回以上
3	急に尿がしたくなり、我慢が難しいことがありましたか？	0	なし
		1	週に1回より少ない
		2	週に1回以上
		3	1日1回くらい
		4	1日2～4回
		5	1日5回以上
4	急に尿がしたくなり、我慢できずに尿をもらすことがありましたか？	0	なし
		1	週に1回より少ない
		2	週に1回以上
		3	1日1回くらい
		4	1日2～4回
		5	1日5回以上
合計点数		点	

過活動膀胱の診断基準　尿意切迫感スコア（質問3）が2点以上かつOABSS合計スコアが3点以上

過活動膀胱の重症度判定　OABSS合計スコア
軽度：5点以下
中等症：6～11点
重症：12点以上

いかがでしょうか。

結果が軽症であれば、自分で症状を改善できる可能性が高そうです。中等症の場合も、今述べたセルフケアでがんばってみて、改善しないようなら医療機関を受診するという方法もありです。

重症の場合は、できれば早めに受診した方がいいと思います。おそらくとても困っている状況ではないでしょうか。このまま症状が続くことでＱＯＬが下がってしまい、人生の貴重な時間を無駄にしてしまうことになります。

まず医学治療でしっかり治し、徐々にセルフケアにシフトしていくといいのではないでしょうか。

次に尿もれの自己診断チャートです。

このチャートは、尿もれの状態を把握するものです。点数が多ければ多いほど重症です。そして放っておくと悪化する可能性が大きいのです。合計10点以上ならば、一度クリニックを受診してみたほうがよいでしょう。

International Consultation on Incontinence Questionnaire-Short Form(ICIQ-SF)

1.どれくらいの頻度で尿がもれますか？（ひとつの□をチェック）	
□ なし	[0]
□ おおよそ1週間に1回あるいはそれ以下	[1]
□ 1週間に2～3回	[2]
□ おおよそ1日に1回	[3]
□ 1日に数回	[4]
□ 常に	[5]
2.あなたはどれくらいの量の尿もれがあると思いますか？（あてものを使う使わないにかかわらず、通常はどれくらいの尿もれがありますか？）	
□ なし	[0]
□ 少量	[2]
□ 中等量	[4]
□ 多量	[6]
3.全体として、あなたの毎日の生活は尿漏れのためにどれくらいそこなわれていますか？	
0 1 2 3 4 5 6 7 8 9 10 まったくない ～ 非常に	

4.どんな時に尿が漏れますか？（あなたにあてはまるものすべてをチェックしてください）	
□ なし：尿もれはない	[1]
□ トイレにたどりつく前にもれる	[1]
□ 咳やくしゃみをした時にもれる	[1]
□ 眠っている間にもれる	[1]
□ 体を動かしている時や運動している時にもれる	[1]
□ 排尿を終えて服を着た時にもれる	[1]
□ 理由がわからずにもれる	[1]
□ 常にもれている	[1]

尿失禁における自覚症状・QOL評価質問票として、質問1～3までの点数を合計して0～21点で評価する。点数が高いほど重症となる。

このように具体的に問題点をチェックしてみると、自分の状態が客観的に理解できます。「たいしたことがないと思っていたけど、具体的にチェックしてみると結構重症だな」「きちんと治した方がいい」などと明確に考えることができるでしょう。

重症なら泌尿器科や産婦人科へ。事前にチェックして受診

自己診断チャートなどで、あるいは第1章を読んで、自身の頻尿や尿もれが軽度だという方はセルフケア（骨盤底筋トレーニング、膀胱訓練、生活改善、サプリメント）などで改善できそうです。まずそれらに挑戦し、一定期間がんばってみるといいでしょう。

3か月くらいがんばって症状が改善すれば、そのままセルフケアを続けてみるのも1つの方法です。繰り返しますが、うまくいかなければ医療機関を受診するといいで

しょう。

ただし血尿や性器出血がある場合はすみやかに泌尿器科や産婦人科（女性の場合）を受診し、適切な診断と治療を受けましょう。

ただこれらの医療機関も、本書で紹介している症状を全て治療しているとは限りません。できれば事前に医療機関のホームページをチェックして、自分の症状が治療対象になるかどうか確かめてから受診するとよいでしょう。

一般的に泌尿器科は女性医師が少ない、逆に産婦人科では泌尿器系の治療をしていない、といった傾向があります。また女性の患者は、内診があるかもしれないと思うと、やはり女性の医師の方がいいというのも本音です。やはり事前に医療機関の中身を確認する方がよいと思います。

最近は、泌尿器科、産婦人科といった分類ではなく、女性医療と銘打って女性の健康全般を対象にした医療機関もあります。そうしたところであれば、頻尿や尿もれはもちろん、それ以外の女性特有の健康全般を相談することができます。何軒も医療機関をはしごする必要もなくなり合理的です。

頻尿・尿もれの検査

頻尿や尿もれで受診するといっても、それほど特殊なことはありません。医療機関による違いはありますが、次のような診察が行われることが多いでしょう。

①問診

まずは問診（本章のはじめのような内容）。具体的な症状や既往症、健康状態などをチェックします。医師がその情報をもとに患者の相談を受けます。頻尿、尿もれといってもどんな時に、どのように困っているのか、より具体的に症状を聞き取り、診断につなげます。

②お腹の診察（必要な場合は外陰部の診察）

医師が患者のお腹を触診し、腎臓や腸の状態をみます。便秘やしこりなどの有無もみます。頻尿や尿もれの原因にがんなどの重篤な病気が隠れていないかは重要なポイントです。医師が必要と判断すれば、さらに男女ともに外陰部の診察も行います。男性の場合は前立腺や精巣、女性の場合は子宮や骨盤底筋の状態をチェックします。

③尿検査

尿を調べることで、膀胱炎を疑う尿中の白血球や細菌の有無、尿路悪性腫瘍を疑う赤血球の有無やタンパク（腎機能）、糖（糖尿病）、ビリルビン（肝臓）の状態などがわかります。

④血液検査

一般的な検査項目としては血糖、コレステロール、中性脂肪、肝機能・腎機能がありますが、泌尿器系ではさらにホルモン値や腫瘍マーカーなどを検査します。

⑤超音波検査（エコー）

泌尿器では主に膀胱や前立腺、腎臓等の状態をみますが、さらに子宮・卵巣・肝臓・膵臓・脾臓など、管状臓器以外の異常をチェックできます。

以上の検査は全て行われることも一部のみの場合もあります。患者の症状によって他の検査を行う場合もあります。

泌尿器科や産婦人科は「恥ずかしいから行きたくない」「尿もれのことなど人に言いたくない」という人もいるでしょうが、きちんと治療して正常な状態になれば、ほとんど相談してよかった、治療してよかった、となります。

排尿はプライベートな行為。変化や支障があって初めて健康問題

排尿はきわめて個人的でプライベートな行為です。大人になると1日に何回トイレに行き、どんな尿を、どのくらいするのかを他人と比べることはまずありません。せいぜい家族や知人、友人と長い時間一緒にいて「よくトイレ行くね」などと言われて、自分は他人よりトイレの回数が多いな、と思うくらいでしょう。

トイレの回数は、本人が気にしなければ、多少多くても少なくてもいいのです。何十年も、毎日10回くらいトイレに行くけれど、特に困ったことはない、というのであればまず問題はありません。1日3回くらいという人もいます。

トイレへ行く回数が以前よりかなり増えて、仕事や生活に支障が出てくる、煩わしい、という場合に初めて健康問題になります。

排尿の前後に痛みや違和感、不快感などがあれば、それはやはり異常なことであり、何らかの健康問題のサインです。原因を突き止めて何らかの対策が必要です。

健康な尿の状態、排尿の回数や時間、体感には一応の基準があります。それと比較することで、健康上何か問題はないか考えることも大切なことです。

正常な排尿のめやす

●1日の排尿回数　4〜8回
●1日の排尿量　1000mℓ〜2000mℓ
●1回の排尿量　200mℓ〜600mℓ

排尿量や排尿回数は、色々な理由で変わってきます。たくさん水分を摂れば、当然尿量は増えます。暑い時期は汗をたくさんかくので、水分摂取量の割には尿量は少ないということもあります。ビールなどのアルコールやカフェインの含まれるコーヒー、紅茶などは利尿作用とともに膀胱の刺激作用もあるので尿量も尿回数も増加します。

このように原因がその時限りのことではっきりしている場合は、病的な頻尿とは言いませんし、水分の摂り方と水分の内容に気をつければ症状は改善します。

QOLを著しく悪化させる夜間頻尿と睡眠障害

「夜、就寝したら朝までぐっすり。トイレで起きることはない」のは理想です。できれば何才になっても、そうありたいものです。

けれども多くの人が、50才を過ぎ、更年期を迎えるあたりから、夜中に1回くらいはトイレに起きるようになります。あるいは明け方トイレに起きて、まだ早いな、などと言ってもう一度眠りについたりします。そんな感じで夜間1回くらいトイレに起きても、本人が特に困っていなければ問題ではありません。

実際に、調査では60才以上の日本人の8割以上は夜間1回以上トイレに起きていますが、そのためにみんなが困っているわけではありません。夜間に2回以上トイレに起きるとしても、その前後にぐっすり熟睡していて、昼間も眠気におそわれることはないのであれば夜間頻尿として問題にする必要はないとされています。

けれども夜間1回しかトイレに起きなくても、それきり朝まで眠れないとか、日中眠くてたまらないとすれば、それはＱＯＬを損なうため、治療の必要な夜間頻尿です。

また同じ夜間頻尿でも原因は様々で、膀胱などの泌尿器だけの問題ではない場合があります。1回排尿量が多い夜間多尿（夜間尿量が1日尿量の3分の1以上を占める場合）では、高血圧、糖尿病、心疾患、肺疾患、腎疾患などの内科的な病気が隠れている場合があります。できるだけ原因をつきとめて解消し、しっかり眠れるような治療が求められます。

意外に多い水分の摂りすぎ

頻尿の原因として意外に知られていないのが水分の摂りすぎです。

近年、温暖化のためか夏の暑さが尋常ではなく、熱中症患者が大変増えています。熱中症を防ぐために、とにかく「水分を摂りましょう」という呼びかけが多くなりました。「寝る前に1杯の水を」「トイレに起きたら水」「日中もちょこちょこ水分を」と朝から晩まで水分摂取が呼びかけられています。

確かに暑い時期に水分不足は熱中症、及び脱水症状を招きますが、飲みすぎれば頻尿になります。その人の生活環境によりますが、汗もあまりかかず、しっかりエアコンを使っているのに水分を摂りすぎる人が増えているのです。

例えば「水分をたくさん摂ると血液がサラサラになる」と思い込んでいる人がとても多い。確かに脱水は血液にとってよくないのですが、摂りすぎもよくありません。血液をはじめとする体液は、塩分濃度が0・9％に調整されており、水分量に応じたミネラル分が必要です。水分だけが大量に補給されると、稀ですが低ナトリウム血症などの緊急事態に陥る可能性があります。

またそこまでいかなくても、水分を摂りすぎれば、当然頻尿になります。過活動膀胱や尿もれのきっかけになってしまうこともあります。

人間が必要とする水分は、激しい運動をしない場合は、季節、気温などで変わりますが、およそ次のような量です。

春・秋……1日1.5ℓ
夏………1日2ℓ
冬………1日1ℓ

高齢になると、喉のかわきだけでは正確な水分摂取が難しくなっていきます。頭で考えながら水分を摂るようにこころがけましょう。

1日4ℓ!の大間違い

水分の摂りすぎ問題の話のついでに、次のような話をつけ加えておきましょう。

最近は若い女性の間で、大量の水分を摂る美容法が流行っているようです。お手本となっているのがモデルや女優がやっている「1日4ℓ」です。

水分を大量に摂ることで「デトックス効果」「やせやすくなる」「便秘解消」「美肌効果」「アンチエイジング効果」があると提唱する謎の健康法、美容法がはびこっています。

1日4ℓの水分をとると、季節、気温、発汗にもよりますが、4ℓ前後の尿が出ます。1日4ℓ＝4000㎖の尿を、1回250㎖の排尿で割ると4000㎖÷250㎖＝16回のトイレです。多尿であり頻尿です。若いうちは冷え性がひどくなるくらいの症状ですが、40代以降は過活動膀胱の引き金になる可能性もあります。

そして大量の水分摂取を何年も続けていたら、むくみが出て腎臓に負担をかける可能性が出てきます。

人間にとって必要な水分は、それほど多くありません。美容と健康にとっても適量というものがあります。女性達にはすぐこうした水分の過剰摂取をやめていただきたいと思います。

健康な尿とは、色、臭いで健康チェック

頻尿や尿もれ、あるいは他のトラブルの有無にかかわらず、自分の尿の状態を、時には確認してみるとよいでしょう。健康な尿がどういうものかわかっていれば、自分の尿で健康状態がある程度わかります。

健康な尿は、基本的に透明で淡い黄色です。黄色という色は胆汁や食べ物の色が溶け出したものです。水分をたくさん摂れば、色は薄く透明になっていきます。コーヒーやお茶など利尿作用のあるものを飲んで尿量が増えても、やはり色が薄く透明になっていきます。水のような尿がたくさん出る時は、水分の摂りすぎの可能性があります。逆に水分が足りていないと黄色が濃くなり、麦茶のような色になっていきます。暑くて大汗をかき、長時間トイレにいかなかった時には、やはり濃縮されたような茶色っぽい黄色い尿が出ます。

健康なら透明、と述べましたが、中高年になると尿は少々にごっていてもあまり心配ない場合が多いものです。少し様子を見て、にごりが持続したり血が混じるような

ら問題ですが、それほど神経質にならなくても大丈夫です。

また食べ物によっても色が変わります。ビタミンC類が多く含まれた栄養剤やドリンク剤などを摂っても濃い黄色になります。抗生物質や糖尿病の薬の中には尿が赤くなるものがあります。

病気に関係するのは血液が混じった血尿です。膀胱炎や尿路結石、背中の痛み、排尿時の痛みがあって血尿が出るので、比較的わかりやすいと言えます。さらに腎盂腎炎では熱が出ます。

特に症状がないのに真っ赤な血尿が出る場合は、腎臓や膀胱、尿管のがんの可能性があるので必ず医療機関を受診しましょう。

尿の臭いにも何らかのサインが含まれています。健康な人の排尿したての尿は、あまり臭いません。時間がたつと細菌が繁殖しアンモニア臭がしてきます。もしはじめから強いアンモニア臭がする場合は、膀胱や尿管が細菌感染している可能性がありま す。甘酸っぱい臭いは糖尿病、尿があわ立つ場合はタンパク尿の可能性があります。

それだけで病気を特定することはできませんが、重要なサインですので必ず医療機関を受診しましょう。

医療機関での治療の色々

頻尿や尿もれ、あるいは過活動膀胱といった診断を受けると、症状に応じて様々な治療法が提案されます。

医療機関で行われる治療には薬物療法、手術療法、磁気治療器や低周波治療器などを使った刺激療法、体操や膀胱訓練などの理学療法、食事療法の指導などがあります。最近では医療用サプリメントなどを選択肢に入れている医療機関もあります。本書の第5章にも、尿トラブルの改善に役立つサプリメントを紹介しています。

選択肢はたくさんあるので、自分の意思や希望をきちんと告げて、ライフスタイルに合った治療を受けましょう。

▽薬物療法

頻尿や尿もれ、過活動膀胱にも効果的な薬があります。尿もれはタイプによって薬を使い分けます。

腹圧性尿失禁の場合はβ_2刺激剤が用いられます。この薬は交感神経刺激剤ともいい、もともと喘息などで狭くなった気管支を広げる薬でした。気管支だけでなく膀胱平滑筋の異常な収縮を抑えたり、尿道の筋肉の収縮力を強めてくれることから、腹圧性尿失禁の治療薬として使われるようになりました。薬剤の製品名はスピロペント、トニールなどです。

効果のある薬ですが、交感神経に作用（排尿に関わる薬は自律神経に作用する）することから、動悸や手の震え、ものが二重に見えるなどの副作用が起きることがあります。その場合はすみやかに使用を中止し、担当医に相談してください。

切迫性尿失禁、あるいは腹圧性尿失禁と切迫性尿失禁の混合タイプの場合は、抗コリン剤やβ_3刺激剤が処方されます。

抗コリン剤（抗ムスカリン剤ともいう）のコリンとはアセチルコリンのことで、これは膀胱を収縮させる神経伝達物質です。抗コリン剤はアセチルコリンの働きを抑えて、膀胱の異常な収縮を防ぎ、尿意切迫感を緩和し、過活動膀胱の症状を緩和します。抗コリン剤の薬にはバップフォー、デトルシトール、ベシケア、ウリトス、トビエース、ステーブラ、ネオキシテープなどがあります。

抗コリン剤には便秘、口渇、目がかすむなどの副作用が起こることがあります。β_3刺激剤は膀胱のβ_3アドレナリン受容体に作用し、膀胱の尿を溜める機能も高めます。薬剤にはベタニス、ベオーバがあります。

副作用は抗コリン剤よりは軽微ですが、口渇や便秘などです。どちらの薬も稀ですが尿をしたくても出ない尿閉や不整脈などが起こる場合があり、その際は使用を中止し担当医に相談してください。

尿トラブルに有効なその他の薬

頻尿、過活動膀胱、尿もれの多くは、それぞれが原因だったり結果だったりで相関しており、重複しています。例えば頻尿の中には過活動膀胱とは関係のない心因性の頻尿や膀胱痛症候群があり、頻尿の原因が過活動膀胱ではなく重症腹圧性尿失禁であることもあります。

従って医療機関では、それぞれの症状や病気の原因を正確に把握し、ふさわしい治療が行われ、様々な薬が処方されています。

例えば抗うつ剤。尿トラブルとは関係がなさそうですが、神経伝達物質に作用するので膀胱の知覚過敏による頻尿を改善したり、尿道内圧を高めて尿もれを改善したりします。抗うつ剤は三環系抗うつ剤、SNR1、SSR1などが使われています。

抗不安薬（マイナートランキライザー）は心因性の頻尿に使われます。特定の状況、例えば電車に乗ると頻尿になる、通勤時に頻尿になるという人には、その前に使って不安をなくすことで尿意も治まります。

女性ホルモンを補って症状を緩和

女性の頻尿、尿もれ、過活動膀胱などは、女性ホルモンが減少する閉経後に多くなります。そこで女性ホルモン補充療法なのですが、飲み薬やパッチ（貼り薬）より、外陰部や腟に塗り薬として投与する方が効果的であることがわかってきました（単独の腹圧性尿失禁を除く）。効いてほしい局所に使用する方が効果も高く、全身投与より副作用も少ないと考えられます。

▽機械による刺激療法

機械を使った刺激療法には、電極をお腹やお尻に貼って微弱な電気を流し、患部に振動をおくる低周波治療や、イスに座って磁気を陰部にあてて患部を刺激する磁気治療などがあります。主に尿失禁の治療で使われ、自分で動かさなくても骨盤底筋を鍛える体操と同様の効果を得られます。痛みなどの苦痛は一切なく、心身共に楽ですが、こうした設備のあるところでないとできません。

試してみたい人は、インターネットなどで確認して受診しましょう。

▽漢方薬

頻尿、尿もれ、過活動膀胱など泌尿器系のトラブルには、漢方薬も有効です。急性膀胱炎のような感染症や重症で手術が必要な状態でない場合は、体質に合った漢方薬でじっくり改善するのもおすすめです。

漢方薬の中には西洋医学の薬にない働きのあるものも多いため、興味を持って積極的に使う医師が非常に増えています。

例えば同じ病気や同じ症状でも、患者のタイプ「証」によって使う薬が違うことがあります。

例えば頻尿、尿もれなどのトラブルでよく処方される漢方薬に八味地黄丸《はちみじおうがん》がありま す。この薬は、体力があまりない、疲れやすくて冷え性の人の頻尿、尿もれに処方されます。ちなみにコマーシャルで知られるハルンケアの成分はこの八味地黄丸と同じです。牛車腎気丸《ごしゃじんきがん》もほぼ同じタイプの人向きですが、八味地黄丸の適する人より冷えが著しく、下肢のしびれ等を訴える人に処方されます。

同じタイプの人でも胃腸が弱く、倦怠感の強い人には清心蓮子飲《せいしんれんしいん》が処方されます。これと同じ成分なのがユリナールです。

体力があまりなく軽い尿もれや軽度の骨盤臓器脱がある人には、補中益気湯《ほちゅうえっきとう》を基本に、他の漢方薬を組み合わせて処方されることが多いです。

排尿痛や残尿感のある人には猪苓湯《ちょれいとう》や猪苓湯合四物湯が処方されます。症状が長引く場合は、五淋散《ごりんさん》や竜胆瀉肝湯《りゅうたんしゃかんとう》などが処方されることもあります。

市販の漢方薬と処方薬の違い

ここまで紹介した漢方薬は、誰もがどこかで目にした、また聞いたことのあるものが多いと思います。

いずれもポピュラーな薬であり、効能の幅も広くなっています。加齢による衰えで起こる様々な症状を改善するタイプの薬であることから、ドラッグストアやネット通販でも購入できる市販薬になっています。

ドラッグストアやネットで購入できる漢方薬は、医師の処方なしで購入できます。いつでも誰でも買えて手軽と言えば手軽です。ただ漢方薬といっても全く副作用がないわけではありません。かなり長い注意書きをしっかり読んで理解することや、万一の際に医療機関を受診することは考慮の上で使いましょう。

特徴としては、医師の監督がない状態で購入するので、万一のトラブルを未然に防ぐために、生薬の含有量が保険調剤薬の半分になっています。また保険が効かないのでやや割高になります。

忙しい人、医療機関に行く時間がない人、あるいは泌尿器科に行くのがためらわれる人は、つい手軽な薬に手が伸びてしまいます。けれども効果が感じられない場合や長く続けたい場合は、クリニックを受診して専門知識を持った医師に処方してもらいましょう。

▽サプリメント

たくさんある治療法の中で、今日サプリメントも有力な選択肢の1つです。

ここまでご紹介した医薬品や漢方薬ももちろん有効なのですが、それらは全ての人に100%完璧というわけではありません。人によって効果の現れ方は様々です。中には症状は改善するものの副作用がつらい、あるいはほとんど効かない、という場合もあります。漢方薬も同様で、体質によって、人によって効き方は様々です。

サプリメントは、西洋医学の薬、漢方薬に次ぐ第3の選択肢だということができます。その原材料は漢方薬と同じ自然の薬用動植物です。

近年はサプリメントに関する研究が進み、大手製薬会社や有名な大学の研究室、研究所などが、開発に非常に力を入れています。臨床試験をきちんと行った科学的根拠の確かなものが増えています。もちろんインターネットを見ると玉石混交で、全く信用できないシロモノもありますが、きちんと選べば良質のサプリメントが手に入ります。

第5章では、頻尿、尿もれ、さらに泌尿器トラブル全般に有用なペポカボチャを主成分としたサプリメントをご紹介します。

医薬品がどうも合わない、漢方薬は飲みづらい、骨盤底筋トレーニングだけでは心細いという方にとって、自分に合ったサプリメントはセルフケアの大きな助けになるでしょう。

▽新しい施術

難治性の過活動膀胱の治療として期待されているのがA型ボツリヌス毒素膀胱壁注射や、体内うえ込み式の仙骨刺激療法です。またGSM(閉経関連尿路生殖器症候群)の治療としては、フラクショナル炭酸ガスレーザーの膣・外陰治療(例:モサリザタッチ)も注目を集めています。

▽外科療法（手術）

頻尿、尿もれなどの尿トラブルの多くは、症状が軽ければ、次章で紹介する骨盤底筋トレーニングなど自分でできるケアで改善します。第5章でご紹介するサプリメントなどを取り入れることで、さらにセルフケアは効果が高くなります。

またもう少し症状が重い場合でも、薬物療法や漢方、刺激療法など自分に合った方法を組み合わせることで改善できると思います。

ただし中にはかなり重症で、ここまでご紹介した方法では改善しないケースもあります。骨盤底筋や靭帯などの傷害で重症な尿もれがある場合、あるいは骨盤臓器脱が悪化してペッサリーなどでも管理できない場合などには手術という治療法があります。

実際に手術は、尿失禁と骨盤臓器脱において行われることが多いです。

尿失禁を改善する手術では、中部尿道の下側に人工テープを通して固定する方法があります。切開する範囲は小さく、手術時間も30分程度。日帰りでも可能な手術です。

安全で簡便、効果の高い手術といってもいいでしょう。

骨盤臓器脱の手術は、以前は子宮を摘出し、筋肉や靭帯を縫い縮めたり、臓器を縫って固定するなど、大がかりで、患者にとっても負担の大きいものでした。今日では骨盤底に生体に近い素材のシートやテープを腟からや腹腔鏡下で移植して臓器を支え、臓器脱を治す方法が普及してきました。

泌尿器系の手術は、ここ10年で飛躍的に進歩しています。おそらく患者の想像よりはるかに負担が軽く、結果も満足できるものになっています。患者は、ライフスタイルや自分の希望に合った方法を選ぶことができます。

手術をする場合は、医師と充分話をして、納得して治療を行いましょう。手術ができる医療機関でも、紹介や口コミだけでなく、主治医と信頼関係が築けるかどうかが重要です。

頻尿や尿もれなどの尿トラブルの治療には、以上のようにたくさんの方法があります。また次章では、頻尿、尿もれを自分で治す骨盤底筋トレーニングを紹介します。これらのいずれかの方法、あるいは複数の方法を組み合わせて、自分に一番適した方法を選ぶことで、尿トラブルは間違いなく改善します。

第3章

7割が改善
骨盤底筋トレーニングと生活術

全ての泌尿器疾患、尿トラブルに有効

女性の頻尿や尿もれ、過活動膀胱などの尿トラブルの多くは、骨盤底筋のゆるみが原因になっています。そこでこのゆるみを改善し、様々なトラブルを解消しようというのが骨盤底筋トレーニングです。

一般的にこうしたトレーニングは、尿もれ解消を目的として紹介されています。けれども実際は過活動膀胱、骨盤臓器脱、膀胱痛症候群（間質性膀胱炎）、あるいはその他のあらゆる泌尿器トラブルに有効であることがわかってきました。

骨盤底筋トレーニングは、骨盤底筋を意識的に動かし、繰り返し動かすことで筋力をつけるトレーニングのことです。これを習慣化することで、膀胱や尿道、膣、子宮、直腸など骨盤内のあらゆる臓器をしっかりと支えられるようにすることです。

このトレーニングを毎日、2～3か月続けることで、尿もれはもちろん前述の様々な泌尿器系トラブル、あるいは便秘や痔も改善されます。

骨盤底筋は、ふだんその存在さえ意識されていないかもしれません。まず自分で見

えない。見ることがない。顔や手足やお腹なら毎日目にして、ああでもない、こうでもないと思考錯誤が繰り返されるのに、骨盤底筋はほぼ無視されています。

けれどもその働きは重要です。骨盤内の膀胱や尿道、膣、子宮、直腸などの臓器を物理的に支えているだけでなく、個々の排泄機能を助けています。これが加齢などで衰えると様々な健康トラブルを招き、ＱＯＬを著しく低下させます。

ここでひとつしっかり鍛え直し、その働きをよみがえらせてあげましょう。根気強く続ければ頻尿、尿もれなどのトラブルの7～8割は解消します。そうして軽度の骨盤臓器脱ならば、その症状を改善することができます。

骨盤底筋トレーニング。基本動作はシンプル

骨盤底筋トレーニングの基本動作はいたってシンプル。「尿道・膣と肛門をきゅっ

と締める・ゆるめる」だけです。尿もれ防止のためには尿道を締めたいところですが、尿道だけを意識して力を入れるのは、はじめは無理です。まずは肛門、次に尿道・腟のあたりにきゅっと力を入れることから始めます。

では具体的に進めましょう。基本姿勢はまっすぐ立って、手を下腹部と尾てい骨の上に当てます。手になるべく筋肉の動きが感じられないように注意しながら、

①まず肛門に力を入れて瞬間的にきゅっと締め、次にすっと力をゆるめます。2~3回繰り返します。

②次に肛門に力を入れてゆっくりきゅーっと締め、次にゆっくり力を抜いてすーっとゆるめます。2~3回繰り返します。

③最後に肛門にゆっくり力を入れて、ぐ~っと骨盤底筋全体を体の中に引き込むようにします。次にゆっくり力をぬきます。2~3回繰り返します。

④~⑥同じ要領で今度は尿道・腟を動かしてみましょう。

以上の動きを1セットとして毎日5回くらいやってみましょう。

骨盤底筋トレーニングの方法

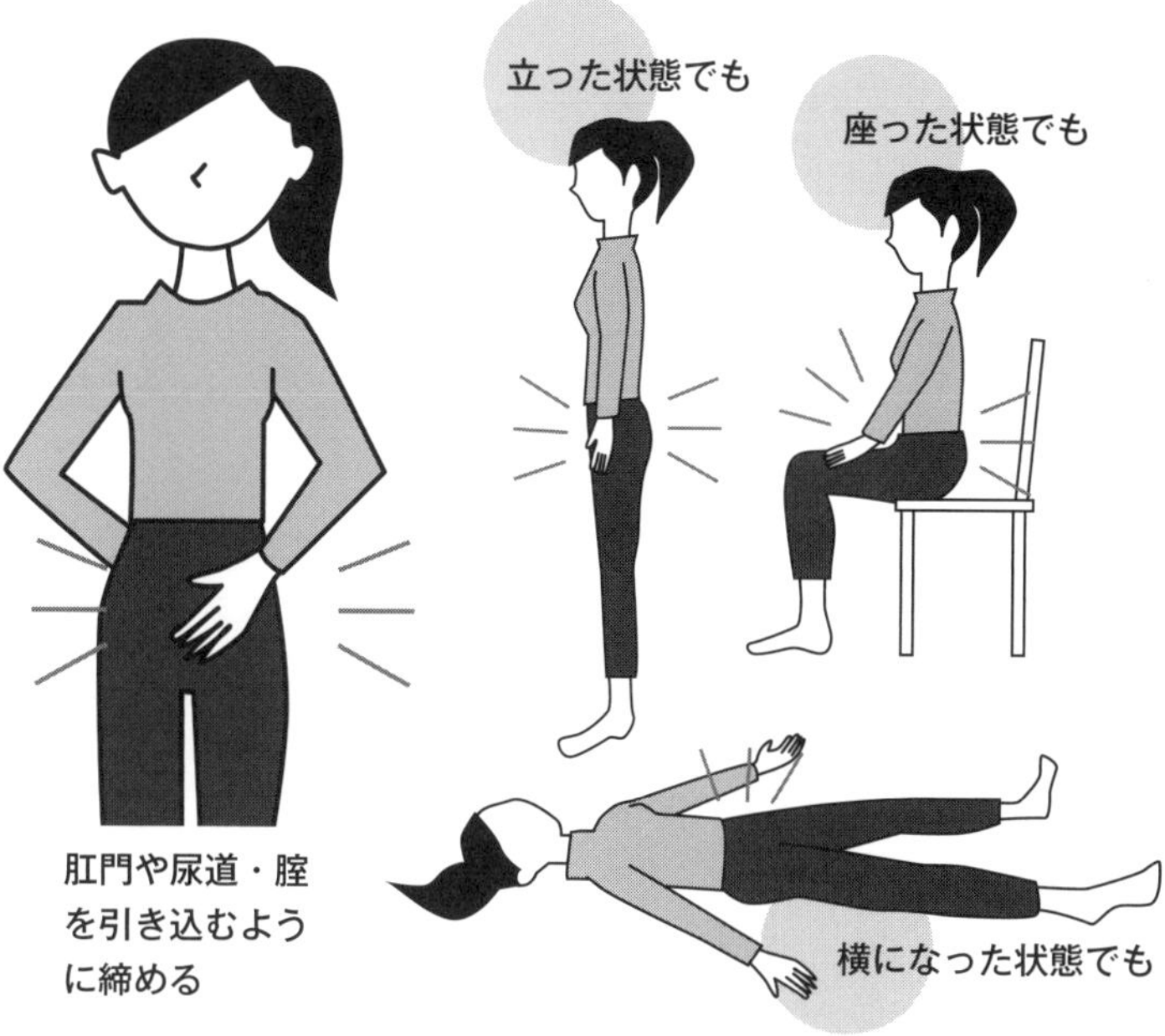
立った状態でも
座った状態でも
肛門や尿道・膣を引き込むように締める
横になった状態でも

　このトレーニングで大事なことは、骨盤底筋だけを動かすことです。手を当てるのは腹筋や背筋が動かないように意識するためです。お腹や腰の筋肉が動いてしまうと実際は骨盤底筋が動いていないことがあり、トレーニングになりません。

　骨盤底筋を「引き込む」とは体内に「吸いあげる」ように持ち上げること。これがきちんとできれば臓器脱は未然に防げますし、もしその兆候があっても少しずつ改善していきます。

「ながら運動」を毎日続ける。まずは3か月

①から⑥までの動きは、1セットやっても何分もかからないと思います。また基本として立った姿勢でのトレーニングを説明しましたが、寝ていても、座っていても、どこででもいいのです。キッチンでお料理しながら、電車で吊革につかまって、座ってテレビを観ながら、「ながら運動」でいいのです。

毎日5回というと大変そうですが、「ながら運動」ならできるのではないでしょうか。

例えばこんな感じです。

朝目覚めた時にベッドの中で（1回目）、通勤途中や朝の家事の途中で（2回目）、ランチを食べながら（3回目）、夕方キッチンでお料理しながら（4回目）、お風呂の中で（5回目）、寝る前にベッドの中で（6回目）という感じです。しかし筋トレ（筋肉トレーニング）ですので、最大は1日10回くらいにしておきましょう。

この筋トレには「頻尿、尿もれなどを防ぐ」という明確な目標があります。それには

やはり毎日5～6回、2～3か月は続けてほしいのです。

何となく始めると、「今日は2回しかできなかった」「昨日は結局やらなかった」となってなしくずしにやめてしまう可能性があります。

まずは成果が出るまで3か月と決めて、自分で日記やカレンダー、スマートフォンに記録するようにします。アラームなどをかけて忘れないようにして続けるのもいいでしょう。

これを3か月間続けると（きちんと骨盤底筋を動かせていると）、あきらかに効果がわかりますし、習慣化することができます。

指を膣に入れて確かめる

一見簡単な動きですが、やってみるとうまくいかない人もいます。骨盤底筋以外の周囲の筋肉が動いてしまって、肝心の骨盤底筋がうまく動かない人が出産を経験すると半分くらいになります。本当に動いているのかいないのかわからないという人は、次のような練習をしてみましょう。

お風呂やトイレなどどこでもいいのですが、自分の中指か人差し指を第2関節くらいまで膣に挿入して、瞬間的に「きゅっ」、ゆっくりと「きゅーっ」、力を入れて「ぐーっ」という動きを試してみます。

この時、指が押し出されるようでは骨盤底筋は動いていません。何度か試して、指が奥に引き込まれるような感じになるよう練習します。

生理用タンポン経験者であれば、抵抗なくできるかもしれませんが、中には自分の膣など触ったことがない、指など入れたことがないという人もいるようです。そういう人こそ、いい機会です。膣内部がどうなっているか、骨盤底筋はどう動くのか、試してみましょう。

骨盤底筋が自由に動かせて、指が引き込まれる感覚になるには少し時間がかかるかもしれませんが、そのうちに「これか！」という瞬間が訪れます。その感覚、その力の入れ方を覚えて何度も繰り返してみましょう。

「そんなことを言われても」という抵抗感は、この際捨てましょう。

繰り返しますが骨盤底筋やその奥の膣に関しては、ふだん目に触れないので健康チェックがおろそかになりがちです。子宮頸がんなど女性特有のがんを含め発見が遅れがちな病気が少なくありません。

骨盤底筋トレーニングをきっかけに、自分の性器と泌尿器の健康チェックをするようになれば、難治性の病気も早期発見につながり、健康効果が大きく広がります。

イベントに参加してプロに指導を受ける

骨盤底筋トレーニングは、今ブームと言っていいほどです。自治体や医療機関、女性団体などが主催するイベントが全国各地で開かれていて、誰でも自由に参加できるものもたくさんあります。

「骨盤底筋体操」「骨盤底筋エクササイズ」「尿もれ予防体操」など名称は色々ですが、

やっているのはいずれも本書で紹介している骨盤底筋の筋トレです。

こうしたイベントには、必ずというわけではありませんが「排泄機能指導士」「皮膚・排泄ケア認定看護師」「コンチネンス・アドバイザー」などの資格を持ったスペシャリストがいます（コンチネンスとは排泄のコントロールができている状態のこと）。この人たちは、排泄機能や筋肉の動き、トレーニングの専門知識を持ち、どうしたら骨盤底筋を上手に動かせるかを懇切丁寧に教えてくれます。

骨盤底筋トレーニングは、基本的には自分でやるものです。コツさえつかめば誰でもできます。難しいのはコツをつかむこと、毎日行うこと、ずっと継続して行うことです。

時にはこうしたイベントに参加して、悩める仲間と交流したり、プロの指導を受けて正しいやり方を覚えること、モチベーションを高めることが、骨盤底の健康維持のためにはとても役に立ちます。

尿意を我慢する膀胱訓練をやってみる

頻尿で、突然の我慢できない尿意（尿意切迫感）があり、ひっきりなしにトイレに行く人がいます。「尿もれしたら大変だから」と思うのでしょう。でも残念ながら、尿意があるたびにトイレに行くのはマイナスです。

少ししか尿が溜まっていないのに、言い換えれば軽い尿意なのにトイレに行くクセがついていると、膀胱が少ししか尿を溜められなくなったり、過敏になったりしてかえって頻尿が悪化してしまいます。

そこでやってほしいのが膀胱訓練。尿意があっても少し我慢して、膀胱に尿を溜めるようにする訓練です。

尿意があっても少し我慢する。5分でもいいのでグッと我慢してみる。あわててトイレに行くのでなく、「まず我慢」すると決めてこらえてみるのです。そうして排尿と排尿の間隔を少しずつ長くしていきます。

尿意というものは波があって、ピークを過ぎるといったん治まります。こういう波をうまくやりすごしコントロールできるようにしていきます。

膀胱訓練＋トレーニング

頻尿、かつ強烈な尿意切迫感がある人は、「自宅にいる時だけ」などと限定して訓練を始めるといいでしょう。外出先でもれてしまうと面倒ですので、我慢する時間や場所は決めてから始めます。

尿意が「きたっ！」という時には、自力で我慢するのが難しければイスやテーブルなど周囲のものにつかまる、椅子に座る、足を交差する、しゃがむ等の尿意を抑えやすいポーズやテクニックを工夫します。

例えば「自宅にいる時」「5分我慢」からスタートし、これが大丈夫なら「10分我慢」を1週間～1か月毎にしていきます。そのうち排尿の間隔が空いて、午前中のトイレ回数は2～3回とか、午後のトイレは4～5回くらい、夜間は1～2回くらいになれば、かなり改善したと言えるでしょう。

ただし尿意を我慢して抑え込むには、骨盤底筋に力がなければできません。骨盤底筋をしっかり収縮させられる人は、会陰‐排尿筋抑制反射を使って尿意をコントロールすることができるのです。

そこで膀胱訓練と併せて骨盤底筋トレーニングを行うと効果的です。

尿意があったら骨盤底筋にぐっと力を入れ、尿道をしっかり締める。ちなみにおならをしたい時にぐっと力を入れて我慢する時にも、肛門よりの骨盤底筋を使っています。

膀胱訓練と骨盤底筋トレーニングを一緒に行うというのは、尿意がきた時に、前述の「きゅっ」「きゅーっ」「ぐ～っ」をやってみるのです。

尿意をタイマー代わりにしてトレーニングを始めるようにすれば、膀胱と骨盤底筋の両方を同時に鍛えられて一石二鳥。かつ尿もれも未然に防げて一石三鳥です。

ただし膀胱訓練をしてはいけない場合もあります。急性膀胱炎などの感染症や尿路結石などの病気がある場合は、膀胱や骨盤底筋などの機能的な問題ではありません。

むやみに我慢していると悪化させる可能性があります。

頻尿、尿もれはあるとしても、どうもいつもと様子が違う、痛みや違和感があるという場合は医療機関を受診しましょう。

排尿日誌をつけてみる

頻尿や尿もれなどの排尿トラブルを解消するためには、「排尿日誌」も役に立ちます。自分の排尿パターンや問題点を把握し、改善ポイントをみつけるためです。

書き方は簡単で、排尿時間と尿量、尿意の程度、尿もれの有無や様子、飲水量などを記録します。人によって排尿トラブルには特徴があるので(例・通勤日に悪化する、休日に悪化するなど)、症状のひどい日を中心に3日程度、起床時間から24時間を1日分として記録します。

用意するものは日誌用の用紙と400㎖くらい入る紙コップです。

用紙は本書巻末にあるものをコピーするか、日本排尿機能学会のホームページ(http://www.luts.gr.jp/)からダウンロードして下さい。

最近は排尿トラブル記録用のアプリケーションも複数あり、スマートフォンでダウンロードして使えます。外出先で筆記用具を引っ張り出さなくても、トイレでその場で記録できます。もちろん無料です。尿量計量用のコップは必要ですが、これも百均ショップで折りたたみコップを買って専用にすればばかさばりません。

排尿日誌をつけてみると、自分の排尿トラブルの原因やパターンが見えてきます。何となくわかっているつもりでも、記録を見ると客観的に判断できるのでいいのです。

あらかじめ日誌をつけておけば、医療機関を受診する際、新たに日誌をもらって記録して、といった手間が省けて効率的です。

排尿日誌 (Frequebcy volume chart)

7月 9日（ ）

◎起床時間：(午前)・午後 6 時 00 分
◎就寝時間：午前・(午後) 10 時 00 分

	排尿した時刻	尿量(ml)	備考
	時から翌日の 時までの分をこの一枚に記載してください		
1	7時 00分	250	
2	7時 15分	180	
3	8時 30分	200	
4	10時 00分	320	
5	11時 30分	280	昼間2,110ml
6	13時 00分	200	
7	14時 15分	150	
8	16時 30分	210	
9	18時 45分	250	
10	20時 00分	220	
11	21時 30分	100	
12	23時 00分	280	
13	0時 30分	160	
14	3時 00分	150	夜間980ml
15	5時 00分	220	
16	6時 00分	170	
17	時 分		
18	時 分		
19	時 分		
20	時 分		
	計	ml	3,090ml

翌日 7月 10日 ◎起床時間：(午前)・午後 6 時 00 分

水分摂取の方法

第2章でも述べましたが、最近は熱中症対策にからめて「たくさん水分を摂る」ことが推奨されているきらいがあります。さらに女性は、美容目的、アンチエイジング目的で1日4ℓなど大量の水分を摂取する人がいます。その結果、水分摂りすぎで頻尿になっている人が意外に多いのです。

繰り返しますが、人間に必要な水分は1日1000㎖～2000㎖くらい。暑い夏や運動などで大量の汗をかいた場合以外は、夏は2000㎖、春や秋は1500㎖、冬は1000㎖がおよその目安です。

あとは喉がかわいた、お酒を飲みすぎたなどで体が臨時に欲する時に補うくらいで、ほぼ間に合っています。

排尿日誌に加えて食事、飲水の記録をとると、自分が1日にどのくらい水分を摂取しているかがわかります。もし自分があきらかに水分の摂りすぎで頻尿になっていると気づいたら、飲む量を調整してみましょう。

逆に、暑くもないのに始終のどが渇いて水を飲んでしまうという場合、まずは塩分の摂りすぎ、お酒の飲みすぎの場合もありますので、食事や生活習慣を見直しましょう。それでも症状が改善しない場合は、何かの病気のサインかもしれません。糖尿病や腎臓疾患、甲状腺の機能亢進、尿崩症などの可能性もありますので、一度医療機関を受診してはいかがでしょう。

頻尿を招く飲み物に注意

飲むとトイレが近くなる飲み物は色々あります。代表格はコーヒー。コーヒーに含まれるカフェインは交感神経を刺激して排尿を促します。またカフェインは物質そのものが膀胱を刺激することがわかっており、二重に頻尿を招いてしまいます。

カフェインが含まれた飲み物、紅茶や日本茶、コーラなども同様の作用があります。

ただお茶を飲んでも、コーヒーほどはトイレに行きたくならない、という人も多いようです。これはお茶に含まれるタンニンや紅茶に含まれるテアニンなどの成分がカフェインと結びつき、刺激を弱めているからです。

頻尿を改善したい人はコーヒーを飲む量を控えること。毎日7杯、8杯と飲んでいた人は2～3杯で我慢。さらに空腹時ではなく食事と一緒に摂って刺激を和らげるか、カフェインレスのもので代用します。

他に気をつけたい飲み物はエナジードリンクです。「眠眠打破」「モンスターエナジー」などのドリンク類は、炭酸が含まれていて飲みやすく、少量でもたくさんのカフェインを摂取してしまいます。夜勤など、どうしても起きていなければならない人以外は、おすすめできません。炭酸そのものも膀胱を刺激するので、頻尿を改善したい人は遠ざけてほしい飲み物だと言えます。

炭酸飲料全般も、やはり膀胱を刺激する作用があります。コーラはカフェイン＋炭酸なのでやはり要注意です。

アルコール、特にビールの頻尿効果は最悪

アルコール飲料、つまりお酒も頻尿を招きます。アルコールの利尿作用は次のような感じです。

我々の体は、生命維持に必要な水分を維持するために、様々なしくみを持っています。その主要なものが第1章でご紹介したスーパー臓器・腎臓。もう1つ脳下垂体から出ている尿の排泄を調節する作用を持つホルモン。「抗利尿ホルモン」、つまり尿が出過ぎないように、脱水にならないようにこのホルモンが調整しています。

ところがアルコールはこの抗利尿ホルモンの働きを阻害してしまうのです。水分（尿）を維持するための大事なストッパーを、アルコールが壊してしまいます。まるで嫌がる部下に無理やり酒を飲ませるパワハラ上司のようです。アルコールは、出してはいけない水分（尿）を出してしまうのです。

特にたちが悪いのはビールです。ビールに含まれるカリウムも利尿作用を持っています。ビールにはダブルの利尿作用があることになります。決して水分が多いから頻

繁にトイレに行くのではありません。

またアルコールそのものは毒物であり、これを分解しそこねてできたアセトアルデヒドはさらに猛毒です。これを排泄せんがために我々の腎臓はいっそう奮起し、利尿作用を発揮してしまいます。その結果、大量に水分を摂ったにもかかわらず、多尿になって脱水症状になってしまうのです。

お酒を飲みすぎると喉が渇くのは、ようするにアルコールのせいで多尿になり脱水になるからです。頻回な脱水状態は、腎機能を障害します。

アルコールは、その性質を認識し、自分の体質と相談しながら控えめにしましょう。

タバコは百害あって一利なし

タバコの煙には数千種類の化学物質が含まれ、50種類を超える発がん物質が含まれています。タバコを吸うとニコチン、タールなどの有毒物質は血液に溶けて全身を巡り、腎臓を経て膀胱に到着し、尿と一緒に排泄されます。

腎臓、膀胱、尿管など泌尿器系の臓器は、全てタバコの有毒物質の影響を受けており、そのダメージは喫煙量、喫煙年数が増えるほど大きくなります。特に膀胱がんとタバコの因果関係は深いことがわかっています。腎臓がん、子宮がん、尿管がんにおいても、喫煙者は非喫煙者の何倍もこうしたがんになりやすいのです。

タバコに含まれるニコチンは、女性ホルモンや男性ホルモンの作用を減弱し、尿トラブルを悪化させます。

頻尿、尿もれを改善するためにはタバコはご法度です。がんなど重篤な病気を回避するためにも、タバコは吸わないに限ります。

気をつける食品

カフェインやアルコールほどではありませんが、食べ物の中にも頻尿を招くものがあります。

例えばトウガラシやワサビなどの辛い香辛料、キウイや夏みかんなどのすっぱい柑橘類、梅干しや酢の物など。ようするに刺激の強い食品全般です。

化学反応を考えるとチラミンというアミノ酸が含まれているチーズやチョコレート、赤ワイン、チロシンというアミノ酸が含まれている納豆、グルタミン酸を含むうま味調味料も膀胱を刺激しやすいことがわかっています。

ただしこうした反応には個人差があります。ある人には百発百中の刺激物が、ある人にはノープロブレムということはよくあります。

ふだんの食生活をふりかえって「そういえば柑橘類をたくさん食べると、あとで何度もトイレに行っていた」とか「健康のために黒酢を飲み始めたら、トイレの回数が増えた」といういかにもなエピソードのある人は、こうした食品を控えた方がいいということです。

特に思い当たる食べ物はない、という人は気にしないで下さい。神経質になるのも頻尿のもとですから。

塩分も頻尿のもと

個人差にかかわりなく控えてほしいものに塩分があります。塩分の強いもの、しょっぱいものは喉が渇いて、水分をたくさん摂ることになります。結果的に頻尿になってしまいます。味の濃い料理、汁物、ラーメンや蕎麦などの麺類も要注意食品です。

日本人は世界的にみても塩分を摂りすぎで、日本人1日あたりの食塩平均摂取量は約10g。世界標準では5gですから何と2倍。厚労省が、日本の風土や食文化を考えて何とかこのくらい、と目標設定しているのが約7〜8gです。

ちなみにラーメン1杯に含まれる平均的な塩分は、インスタントやカップ麺で6g。お店のラーメンは7gと言われています。確かに喉が渇き、後でゴクゴク水を飲んでしまいます。そしてこれだけで1日の摂取量に達しています。

塩分量を減らすと、頻尿の人の排尿回数を減らせるという調査結果があります。

長崎大の研究チームが、25〜91歳の男女321人に減塩を指導。12週間後に尿の回数や尿の量がどうなったかを調べたところ、223人が減塩に成功し、1日にとる水分量が約３００㎖減少。尿の回数は平均で昼間１・３回、夜間０・９回減少。尿もれや生活の質も改善していたとのことです。（２０１８年5月1日　朝日新聞デジタルより）

減塩は大変ですが、やればやっただけ効果が出るようです。

何も金輪際「ラーメンを食べるな」というのではなく、食べる回数を減らす。ラーメンなどの麺類は週2回まで、とか、食事の際の味噌汁やスープ類は１日１回のみ、と決めて実行することです。

食事の味つけも減塩で。一度は正確に調味料などの塩分をはかって調理し、「このくらいの味」というのを覚えましょう。何も毎日、毎食塩分を計測しなくてもいいのです。

サプリメントを取り入れる

頻尿、尿もれなどの泌尿器系のトラブルを改善する方法は、このようにたくさんあります。本章でご紹介した骨盤底筋トレーニングなどは、尿トラブルの予防から、かなり重症の人まで必ず効果を得られる方法です。

医学治療も現代医学の薬や漢方薬、機器による刺激療法、外科手術などたくさんあります。その人の症状だけでなくライフスタイルによって、希望に合った方法を組み合わせて、結果に結びつけていけるようになりました。

そうした尿トラブル改善の選択肢に、もう1つ、サプリメントを加えていただきたいと思います。

頻尿、尿もれ、過活動膀胱などにおすすめするのは、ペポカボチャの種子エキスです。ペポカボチャそのものが日本ではまだあまりなじみのないものですが、欧米では古くから頻尿、尿もれなどの排尿障害の改善のために使われていた民間薬で、ハーブ先進国のドイツでは医薬品として認可を受けています。

飲んだら翌日からすぐ効く、というような即効性はありませんが、体に優しく、じわじわと効果を発揮して困った症状を改善します。医薬品のように一方向に効く薬効成分を抽出して凝縮したものではないため、素材の持つ様々な成分が複合的に働くのが特長です。

医薬品は副作用がこわい、治療のために何度も医療機関に通うのは大変だという方に、自宅で骨盤底筋トレーニングと併せて使用するサプリメントとして大変有用です。

女性ホルモン様物質で老化防止、トレーニングをサポート

ペポカボチャは欧米では薬用カボチャと呼ばれる特殊な野菜で、日本で食用とされるカボチャとはかなり違っています。実の部分はあまりおいしくありません。薬効が高いのは種の部分です。

ペポカボチャの種子を絞って得られたエキスが最も薬効が高く、様々な薬理成分が含まれています。

例えば複数の不飽和脂肪酸やβカロチンなどのビタミン類、各種のミネラル類など

がたくさん含まれています、なかでも注目されているのがポリフェノールの一種であるリグナン類で、これはエストロゲンなどの女性ホルモン様物質であり、閉経後の尿トラブル解消に有用です。抗酸化物質としても働くので、全身の細胞の老化防止、筋肉の衰えを防ぎ、骨盤底筋トレーニングをサポートしてくれます。

ペポカボチャの薬理作用は、既に様々な研究で確かめられており、ヒトに対する臨床試験も大変よい結果を出しています（第6章）。

頻尿、尿もれ、過活動膀胱などの改善には色々な方法がありますが、ペポカボチャをその選択肢として加えることで、症状の改善だけでなく全身のアンチエイジングにも期待していいと言えそうです。

ちなみにペポカボチャは女性の頻尿、尿もれなどの尿トラブルだけでなく、前立腺肥大による男性の尿トラブルにも有効です。従って悩みを抱える女性とそのパートナーに一緒に使ってよいサプリメントと言っていいでしょう。

第4章

男性の尿トラブル 原因は前立腺肥大

男性にも起きる頻尿、尿もれ、過活動膀胱

頻尿や尿もれに悩んでいるのは女性だけではありません。男性もある程度の年齢になると「トイレが近い」「間に合わなくてチョイもれ」に悩む人が増えてきます。

加齢によって膀胱の働きが衰えてくるのは男性も女性も変わらないのですが、男性は体の構造が女性とは違うので、問題の起こり方が違ってきます。男性の頻尿、尿もれの最大の原因は前立腺肥大で、無症状な人も含めると実に40才以上の男性の約8割に起こっています。しかし症状の現れ方は女性とは少し違います。

「トイレが近くなる（頻尿）」「トイレが間に合わずチョロっともれてしまうことがある（尿もれ）」などは同じですが、「尿をしたくてもなかなか出ない」「尿の勢いがない」「尿が細くなった」「力まないと出ない」「終わるまで時間がかかる」「残尿感があってスッキリしない」といった症状が現れます。

こうした症状は、すぐに命に関わるわけではありませんし、50才以上の男性であれば大なり小なり起こっています。ただしその程度によってはＱＯＬを著しく低下させ

ます。

例えば会社で営業職をしている人が、外回りで一日何社も訪問するという場合、商談中に何度もトイレに立つ。あるいはレストランのシェフが調理中何度もトイレに行く。これでは対外的な印象も悪く、仕事に支障が起こります。

男性の場合、定年前は、気になっていても忙しくてなかなか泌尿器科の門をくぐることができないようです。

困ったことにこうした症状は、放っておくと進行します。前立腺肥大は自然によくなることはありませんし、大抵はさらに大きくなって悪化します。さらに前立腺がんの心配もあります。早いうちに手当てするにこしたことはありません。

前立腺とは

前立腺肥大の前立腺とは何でしょう。案外、ご存じない男性が多いようです。

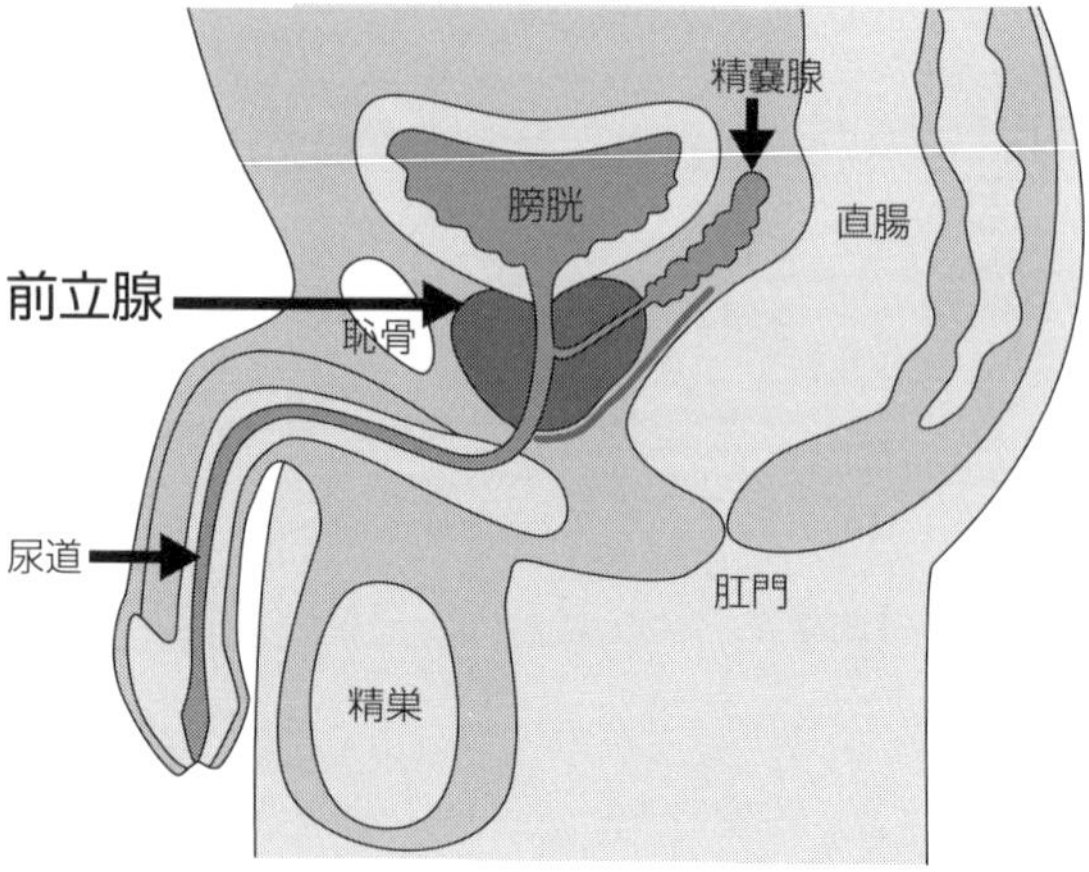

前立腺は男性だけにある臓器で、精液の一部を作っています。精子は陰嚢内の精巣で作られ、精嚢というところに運ばれます。そこで前立腺が作った精液と混ぜられて尿道を経て射精されます。尿道は排尿と射精の両方に使われている臓器ということになります。

前立腺は腺組織と筋肉（平滑筋）でできており、伸縮します。これによって射精の時に精嚢にためられた精液を尿道内に押し出します。この際、膀胱頚部は精液が膀胱内に逆流しないように閉鎖します。排尿と射精の切り替えスイッチを自律神経が行っているわけです。

ちなみに前立腺は、正常の成人男性では、よく言われるように「クルミくらいの大きさ」です。

なぜ前立腺は肥大するのか

前立腺肥大という言葉は誰でも知っています。年を取ると前立腺はだんだん大きくなります。ところがなぜ大きくなるのかは、全てが解明されているわけではありません。

明らかに原因とされているのは男性ホルモン・テストステロンです。テストステロンは男性らしい心身を作るために欠かせないホルモンで、前立腺の成熟も助けています。しかし加齢によってテストステロンが減少してくると、前立腺は逆にこのホルモンを積極的に取り込みます。ところが前立腺の酵素とテストステロンが結びつくと、ジヒドロテストステロンという、あまり有り難くない物質ができてしまい、これが前立腺を肥大させる、と考えられています。ちなみにジヒドロテストステロンは男性型脱毛症の原因とされています。確かにろくなものではありませんね。

他にも食習慣やメタボリックシンドローム、ストレス、喫煙、運動不足などが影響するとされています。

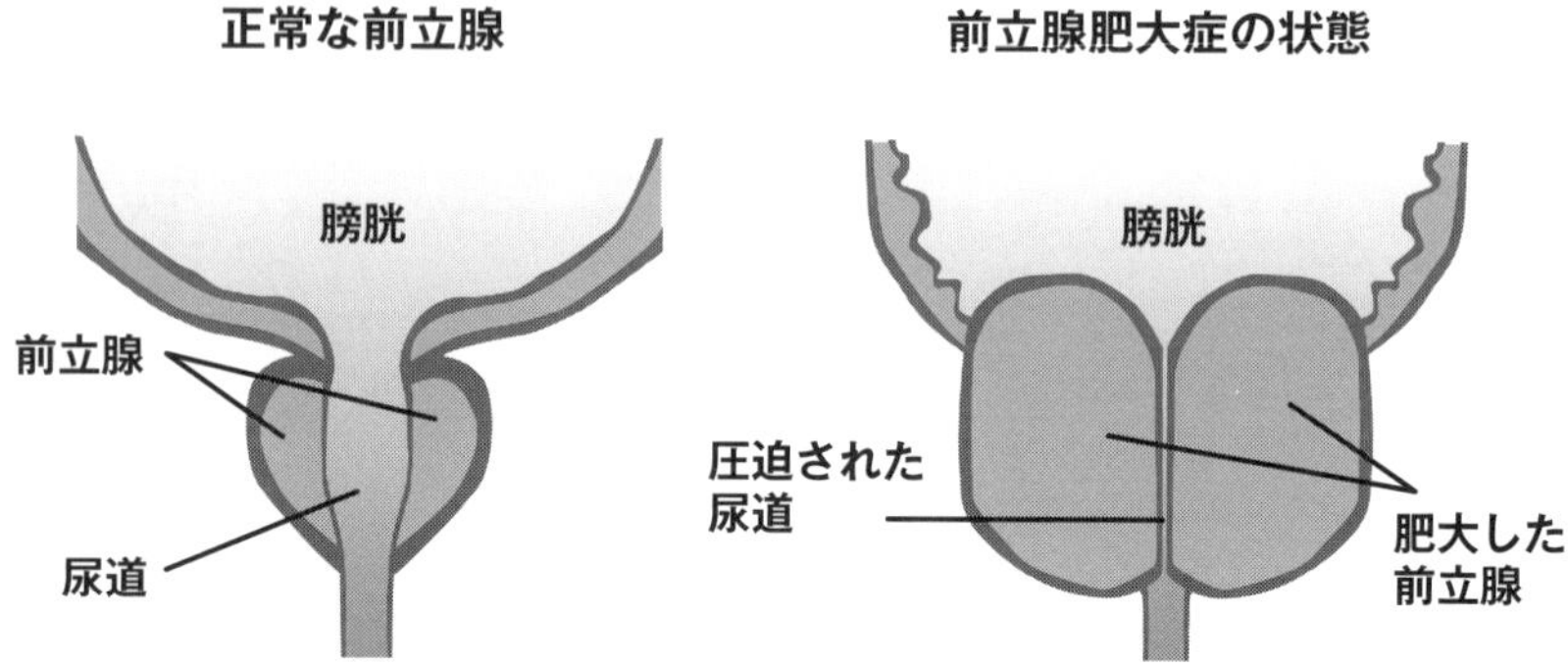

クルミ大の大きさの前立腺は、大きくなると鶏の卵くらい、ミカンくらいになることがあります。

前立腺は、図ではわかりにくいですが、膀胱の出口でドーナツのように尿道を包み込むような状態になっています。従って前立腺が肥大すると尿道は圧迫され、狭くなります。

こうして前立腺が肥大することで様々なトラブルが起きてきます。特に排尿にトラブルが起こると「前立腺肥大症」という病名になります。

前立腺肥大は、成人男性のほとんどに起こると言っても過言ではありません。40代から徐々に肥大し始め50代では特に顕著になります。60代では60%、70代で80%が発症すると考えられています。

放っておくとだんだん大きくなるわけですか

ら、進行性と言っていいでしょう。

ただ現れ方には個人差があり、前立腺が大きくなっても、稀に困った症状のない人もいます。その場合は「前立腺肥大症」とは言わず、病気と判断しなくてもよいわけです。

過活動膀胱との合併で症状は複雑に

前立腺肥大（病名では前立腺肥大症）の症状には、まず本章のはじめに述べた頻尿、尿もれがあります。診断基準では、おおむね日中8回以上、夜間1回以上で頻尿とされます。ただしこの場合も、本人が特に困っていなければ病気と診断することはないです。

前立腺肥大の症状には尿もれもあります。突然強い尿意が起こることを尿意切迫感といい、そのためにトイレが間に合わずもらしてしまうことを切迫性尿失禁と言います。このように尿意切迫感があって頻尿を伴うのが過活動膀胱です。

過活動膀胱は、男性も女性も基本的には同じで、充分尿が溜まらないうちに膀胱が反応して収縮し、尿意が起こります。これが頻回なので頻尿になります。前立腺肥大症の50~70%が過活動膀胱を合併していると言われています。

前立腺肥大に過活動膀胱を合併すると、症状はより複雑で面倒になります。例えば頻尿なので何度もトイレに行きますが、前立腺肥大で尿道が狭くなっているので、スムーズに排尿できません。本章はじめに述べたように、最初からなかなか出て来なかったり、出てもチョロチョロ。排尿し終わるまで時間がかかる上にキレが悪く、尿は膀胱に残ってしまいます。しかも「これで終わりにしよう」と尿道を閉めたつもりなのに、チョロっと残った尿が垂れたりします(排尿後尿滴下)。

やれやれと排尿を終えてまもなく、また尿意がおそってきます。

進行した場合の症状、尿閉とは

前立腺肥大症が進行すると、さらに深刻な合併症が起こってきます。

例えば尿道が極端に狭くなり、排尿ができなくなる尿閉。これは膀胱は尿でいっぱいなのに尿道が狭くて排尿できない状態です。全く尿が出ない場合は尿道口からカテーテルを挿入して、膀胱から尿を流し出すほかありません。

少しずつでも流れる場合も、膀胱が拡張しきって収縮することができなくなる場合があります。そうして本人の意思にかかわらず、尿が絶えず少量ずつもれている（溢《いっ》流性《りゅうせい》尿失禁）と、やはりカテーテルで導尿し、いずれ手術などの治療が必要です。

また尿道が常に圧迫されていることで炎症を起こして血尿が出たり、尿道炎や前立腺炎などの感染症を起こしやすくなります。

さらに膀胱に常に残尿があると膀胱結石、こうした排尿障害が続いて膀胱壁が硬くなると腎臓から尿が流れにくくなって水腎症から腎不全という場合もあります。男性の前立腺肥大に伴う尿トラブルは女性と違い、放置すると死に至ることもあるのです。

前立腺肥大と前立腺がんは全くの別もの

前立腺というと、必ず前立腺がんが思い浮かびます。前立腺が肥大していく過程で悪性になり、前立腺がんになるのではないか。その可能性があるのではないかと思う人が多いようです。

しかしこうした不安は、今日否定されています。前立腺肥大症と前立腺がんは全く異なる病気であり、前立腺肥大ががんのリスクを高めることもないとされています。

ただこの2つは頻尿、尿もれなど症状がよく似ており、自覚症状では判断がつきません。血液検査の血清ＰＳＡが、どちらの疾患でも上昇するので、心配になるわけです。従って頻尿や尿もれなど尿トラブルがあるのであれば、泌尿器科を受診したほうがいいでしょう。前立腺肥大症だと思っていたらがんだった、ということもありえるからです。

前立腺肥大症の検査

前立腺肥大は多くの男性に起きるものですが、前立腺肥大症という病名がつくような症状は、ある人もない人もいます。また会社や自治体が行っている健康診断や人間ドックでは、必須の検査項目になっていません。

ただし女性の検診に乳がんや子宮頸がんの検査がオプションで受けられるように、男性も前立腺の検査がオプションで受けられることが多いようです。前立腺検査で前立腺肥大症の重症度や前立腺がんの可能性がわかりますので、ぜひ受診することをおすすめします。

前立腺肥大症の検査には次のようなものがあり、泌尿器科で行われます。

①自覚症状の評価
②直腸内指診
③尿検査

④尿流測定

⑤残尿測定

⑥血清ＰＳＡ（前立腺特異抗原）測定

⑦前立腺超音波検査

③の直腸内指診は、肛門から指を入れて直腸から前立腺に触れることで、その大きさ、形、痛みの有無を調べます。もしがんだと硬いしこりに触れるのでわかります。

血液検査の項目である血清ＰＳＡ（前立腺特異抗原）の正常値は４ng／㎖未満です。４～10ng／㎖はグレーゾーンで前立腺肥大症や前立腺炎、前立腺がんの可能性が出てくるので、がんの疑いがあれば生検など確定診断が必要です。

前立腺肥大症の治療

前立腺肥大症は、男性の尿トラブルの主な原因です。これを放置すると前立腺は少しずつ大きくなり、トラブルも次第に悪化していきます。早めに治療を開始することで尿トラブルは改善し、ＱＯＬもよくなります。

治療法には薬物療法、手術、生活改善があります。この3つに、もう1つの選択肢としてサプリメントを加えることを提案したいと思います。

▽薬物療法

前立腺肥大症の薬物療法に使われる薬は、大きく分けて3種類あります。

1つ目は膀胱や尿道の緊張をゆるめて尿の通りをよくする薬で、直接筋肉の緊張をゆるめるα_1遮断薬と、筋肉の弛緩に関わっている物質の分解を防ぎ血流をよくするホスホジエステラーゼ（ＰＤＥ）5阻害薬です。α_1遮断薬は即効性があり、第一選択薬（幅広く多くの人に効く）ですが、めまいや逆行性射精（精液が膀胱に流れてしまう）などの副作用に注意が必要です。ＰＤＥ５阻害薬は、効果はマイルドですが性機能の改善も見込まれます。

２つ目は尿道を圧迫する前立腺を小さくする薬です。前立腺肥大は男性ホルモンのジヒドロテストステロンによって肥大するので、このホルモンの活性を下げることで前立腺を少しずつ小さくしていきます（５α還元酵素阻害薬）。男性ホルモン・アンドロゲンの作用を直接抑制して、前立腺を小さくする薬もあります。

ただこの薬は男性ホルモンを抑制するので、「勃起不全」、「性欲減退」、「乳房障害（女性化乳房、乳頭痛、乳房痛、乳房不快感）」などいくつかの副作用が起こることがあります。前立腺を少しずつ小さくしていくため、効果が現れるまで長期間飲み続ける必要もあります。

またＰＳＡ値を下げる働きがあるので、前立腺がんをマスクする可能性もあると言われています。

このように現代医学で使われる薬は、切れ味よく効く反面、副作用もあります。人によっては効果と副作用を秤にかけて、どちらかを選択しなければならないこともあります。

そうした場合の次の選択肢、第3の薬物療法に漢方薬があります。

例えば牛車腎気丸《ぎっしゃじんきがん》、八味地黄丸《はちみじおうがん》、清心蓮子飲《せいしんれんしいん》等は頻尿に、尿もれには補中益気湯《ほちゅうえっきとう》が処方されます。猪苓湯《ちょれいとう》や桂枝茯苓丸《けいしぶくりょうがん》は消炎、利尿作用があるため、痛みや違和感を訴える慢性前立腺炎等に用います。

女性の尿トラブルの項でも述べましたが、泌尿器系の病気治療において漢方薬はかなり有用であり、積極的に使う医師が増えています。

▽外科手術

前立腺が大きくなり、薬物治療では改善が期待できない場合、尿閉や腎臓機能に支障が起きている場合は、外科手術による治療が行われます。

外科手術は、大きくなった前立腺を物理的に切除し、尿道の圧迫をとって尿の通り道を広げる方法です。

手術方法は進歩しています。以前は開腹手術が行われていましたが、今日はほとんど内視鏡による経尿道的手術です。主流となるものは次の2つです。

ＴＵＲＰ（ティーユーアールピー）

内視鏡を尿道側から挿入し、前立腺の肥大した部分を内側から電気メスで削って前立腺を小さくしていきます。

ＨｏＬＥＰ（ホーレップ）とＴＵＥＢ（ティーユーイービー）

ＨｏＬＥＰはレーザーによって、ＴＵＥＢは電気メスで前立腺の肥大した部分を切除します。こちらはＴＵＲＰのように「削る」のではなく、みかんの内側をそのまままくり抜くように前立腺の内側をくり抜く方法です。「削る」より時間はかかりますが、出血が少ない、再発が少ないなどのメリットがあります。どちらの手術を採用するかは、前立腺の状態によって変わります。

内視鏡を尿道から挿入して、というと聞いただけで痛そうですが、もちろん麻酔をして行うので手術中の痛みはありません。危険な手術でもありません。ただ体の一部を切除することには違いないので、高熱が出たり血尿が続くこともあります。その場合は、通常2～5泊の入院が数日長くなる場合もあります。

手術療法は、尿道を狭くしている前立腺を除去してしまうため、尿の通りは格段によくなります。尿が膀胱に残らないので排尿後もスッキリして快調になります。

尿閉で腎不全寸前になることも

テレビタレントの三宅裕司さんは、重症の前立腺肥大症で尿閉となり、腎不全一歩手前から回復したことを告白して話題になりました。ご自身が司会をする健康番組を長く休んでいましたが、復帰した番組内で、壮絶な治療経過を自ら告白しました。

三宅さんは夜間頻尿で数年前から治療中だったようですが、2018年夏に急に悪化したそうです。前立腺はリンゴ1個分ほどに大きくなっており、尿閉で出なくなった尿が腎臓に逆流。腎不全一歩手前、透析寸前だったそうです。

その後レーザーと電気メス、両方の手術を併用して治療を行い、回復してテレビに復帰しましたが、「頻尿をバカにしてはいけない。おかしいと思ったら病院」とコメントしていました。

前立腺肥大は「誰でもなる」「命にかかわらない」など、どちらかといえば軽視されがちです。しかし三宅さんのケースでもわかるように、最悪の場合は腎不全です。充分、命にかかわるのです。

また治療で改善する病気なので、ぜひ検査を受けていただきたいと思います。

サプリメントを取り入れる

前立腺肥大の治療は大変進歩し、体に負担の少ない手術や効果の高い薬があります。

ただ中には薬が合わない、副作用がある、他の病気との兼ね合いがあるなど難しい問題もはらんでいます。

前述の三宅裕司さんのように病状が深刻で、すぐ治療しないと命にかかわるという場合、たとえば前立腺が大きくなって尿道が完全にふさがってしまう尿閉などの場合、手術などの治療が必要です。

しかしそれほど重篤な状態でなければ、生活改善や骨盤底筋トレーニング、そしてサプリメントで少しずつ症状を改善していくという選択肢もあります。

特に前立腺肥大（症）は、加齢によって徐々に困った症状が出現するというゆるやかな健康問題なので、徐々に症状をとって元に戻す方法もありだと思います。

前立腺肥大に有効なサプリメントということでは、本書ではペポカボチャの種子エキスに注目しています。日本ではまだ知名度は低いですが、欧米ではかなり昔から泌尿器系のトラブルに薬効があることが知られています。

民間薬としては歴史がある一方、科学的な検証も行われています。前立腺肥大に関してはペポカボチャの種子エキスのある成分が、進行を抑制することがつきとめられており、科学的な証拠（エビデンス）も積み重ねられています。

男性の頻尿・尿もれ改善生活術

①チョイもれ予防に会陰部指圧

男性の尿もれには2つあります。1つは過活動膀胱による切迫性尿失禁。つまり突然の尿意でトイレが間に合わずチョロっともれてしまうパターン。これは女性も同じです。

もう1つは、排尿が終わった後でやってくるチョイもれ。男性特有の一滴です。排尿後滴下といい、下着を濡らしてしまったりします。

これは男性の尿道が女性より長く、しかもそのルートが曲がっているために、尿が途中に残ってしまうことに起因します。尿の勢いが弱っていることも原因です。

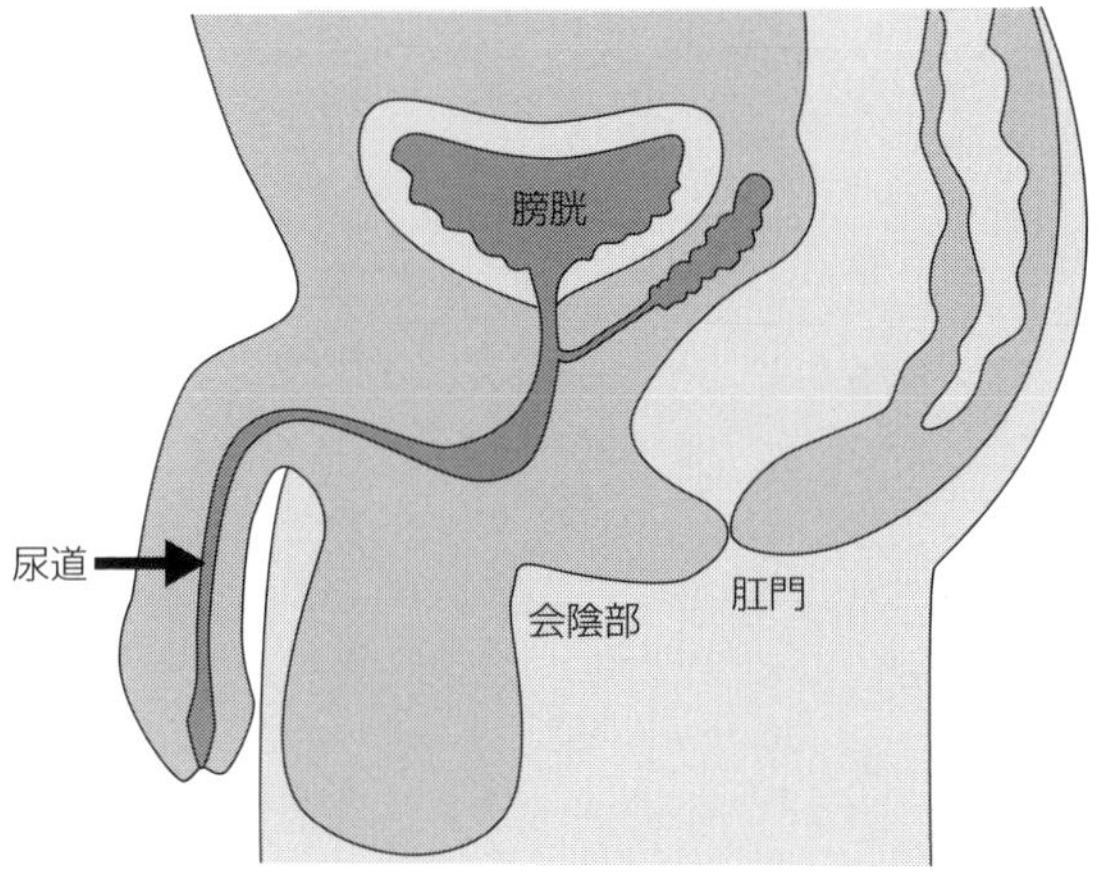

そんな時の裏技がかなり普及しているのでご紹介しましょう。排尿後、陰嚢と肛門の間、会陰と言われる部分をくっ、くっと押してみるのです。

図を見るとわかる通り、膀胱から尿道口までの道のりは曲がっています。排尿するとちょうど曲がったところ（会陰部）に少し尿が残ります。

通常は、排尿後、尿道の周囲の筋肉が収縮し尿道もしぼみます。残った尿はすぐに尿道口から排出されます。

しかし尿道周辺の筋肉が弱っているところの反応がうまくいかず、尿が残ってしまいます。それが後でチョイもれにつながるというわけです。

そこで排尿後、この尿が残っているあたり（会陰部）をグッ、グッと押すと残った尿が押し出されてなくなり、チョイもれが解消するというわけです。

②男性にも有効　骨盤底筋トレーニング

男性のチョイもれ防止の裏技でわかる通り、男性の尿トラブルもかなり骨盤底筋、つまり股間の筋肉の衰えが影響しています。男性の骨盤底筋も膀胱や尿道、前立腺、直腸、肛門などを支えており、ここがゆるむことで様々な尿トラブルにつながっているのです。ただし、膣がないため穴が少なく、男性ホルモンの影響で筋肉量が多く、出産しないため損傷しません。ですから女性より10～20年遅れて骨盤底筋の衰えが明らかになってきます。

男性も、第3章でご紹介した骨盤底筋トレーニングを行うことで、頻尿や尿もれなど困った症状を改善することができます。前立腺肥大がそれほど進行していない人には、かなり有効ですのでぜひお試しいただきたいと思います。

③膀胱訓練で尿をためる力をつける

やはり第3章でご紹介した膀胱訓練（103ページ参照）です。尿意を感じた時にまず5分、トイレを我慢します。徐々に10分、15分と我慢する時間を伸ばし、排尿の回数を減らしていきます。

これによって過活動膀胱の過敏さをやわらげ、同時に膀胱の尿を溜める力をつけていきます。頻尿、尿もれに効果があります。

尿意があった時に、前述の骨盤底筋トレーニングを行うようにすると一石二鳥です。ただし男性の場合、前立腺肥大症が重症の場合、過度の膀胱訓練で尿閉になってしまうことがあります。無理は禁物です。

④便秘をしないようにする

便秘をすると排尿困難が悪化します。繊維質の多い食事を規則正しく摂り、朝晩食後に、ゆっくり排便する習慣をつけましょう。

⑤頻尿につながる水分摂取を見直す

これも第3章でご紹介した内容と同じです。ふだんの生活の中には頻尿、尿もれにつながる要素がたくさん潜んでいます。こうしたことを改めることで、頻尿や尿もれを改善することができるので、ここで簡単に繰り返しておきましょう。

まず頻尿の原因になっている〝水分の摂りすぎ〟を改めましょう。必要以上の水分は、頻尿に直結してしまいます。

近年は、主に夏の熱中症予防のためにという人が多いのですが、たくさん水分を摂る人が増えています。また血液がドロドロにならないように、デトックスのために、アンチエイジングのために、など様々な目的のために水分摂取が推奨されているようです。

健康な人が必要とする水分は、夏なら2ℓ、春や秋は1・5ℓ、冬は1ℓくらいが目安です。それ以上の水分に特別な健康効果はないと思っていいのです。もちろん猛暑やスポーツで大量に汗をかく場合は、その限りではありません。

⑥カフェインやアルコールを控える

コーヒーや紅茶、日本茶などに含まれるカフェインは膀胱を刺激し、頻尿につながります。量を控えるかカフェインレスのものに変えましょう。

アルコール、特にビールは利尿作用が強く、水分を摂る以上に多尿による頻尿を招きます。結果的に脱水症状になることも多いため、尿トラブルにとって最悪の飲み物です。お酒はストレス解消になりますが、控えめにするよう努力してください。

⑦塩分控えめ、刺激の多い食品は控えめ

塩分の強い食べ物は、喉が渇いて水分の摂りすぎにつながります。特に麺類は、一回の食事で1日の必要塩分摂取量に達するほどです。工夫して塩分を控え、水分摂りすぎからくる頻尿を防ぎましょう。

唐辛子などの香辛料をたくさん使った刺激の強い食べ物も、膀胱を刺激し頻尿につながります。辛いものは控えめにしましょう。

⑧タバコは百害あって一利なし

タバコは膀胱や尿道、腎臓など泌尿器全てにおいて有害です。頻尿、尿もれ、過活動膀胱だけでなく膀胱がん、腎臓がん、前立腺がんなどの罹患率を高めます。禁煙にこしたことはありません。

⑨薬は医師に処方してもらう

市販のかぜ薬には、尿閉を招く成分が入っていることがあるため、市販薬ではなくなるべくクリニックで処方してもらいましょう。

以上、頻尿、尿もれ、過活動膀胱を改善する生活術について簡単にまとめました。詳しくは第3章をお読みください。

男性と女性では尿トラブルの症状や原因に違いがありますが、予防・改善策は共通項がとても多いものです。はっきりした目標をもって継続すると、特に骨盤底筋トレーニングなどは、確実な結果を出してくれますので、ぜひ挑戦してみてください。

第5章

ペポカボチャの種子エキスで尿トラブルが解消

ペポカボチャって何？

カボチャは我々日本人にとって、とても身近な野菜です。煮物や天ぷらなどの和食、あるいはポタージュやグラタン、プリンなどの洋食・スウィーツでもおなじみです。よく女性が好きな食べ物として挙げられる「芋・栗・南瓜」の南瓜でもあります。

こうした食材としてのカボチャは、品種で言うと西洋カボチャ。その名前の由来であるカンボジア経由で日本に伝わり、江戸時代から食べられるようになったとされています。

ここで紹介するペポカボチャは、ふだん私たちが食べているカボチャとはかなり違う品種です。食用としては普及しておらず、日本では主に観賞用。色や形がユニークで可愛いことから、インテリアのアクセントとして見かけるものです。最近は日本でもハロウイングッズとして売られています。

ところがこのペポカボチャ、ヨーロッパでは薬用素材であり、古くから民間療法に使われ、栽培や加工の長い歴史があります。

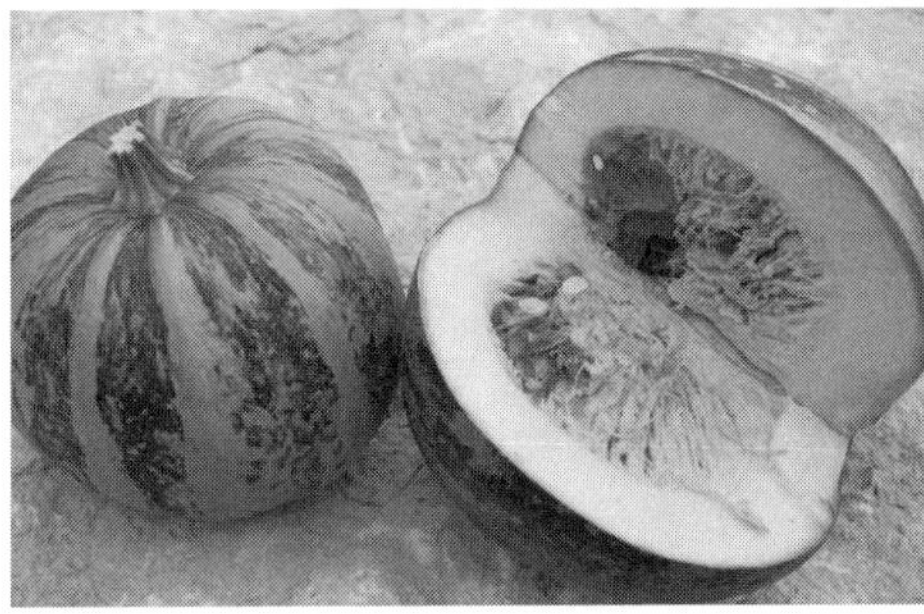
ペポカボチャ

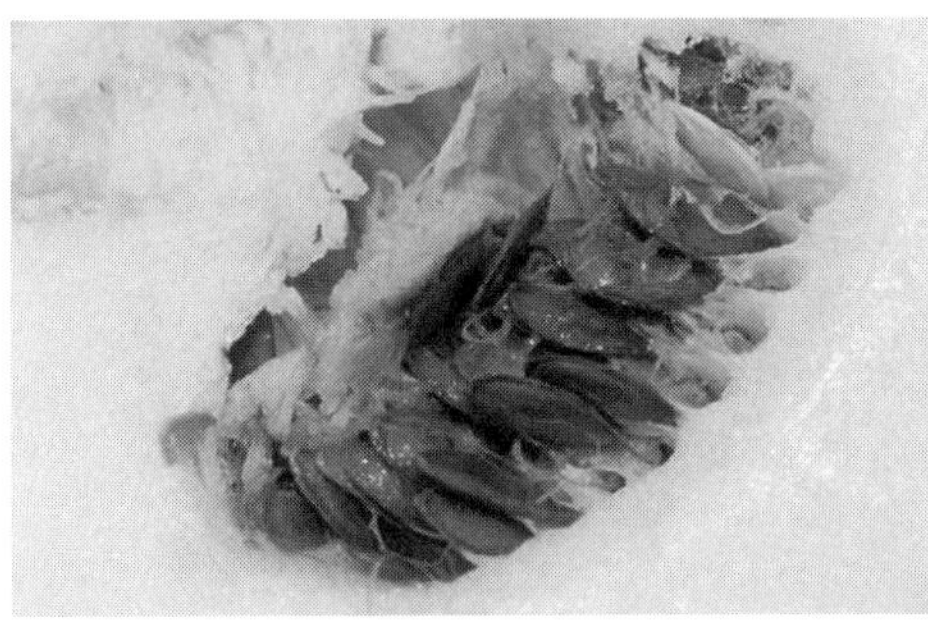
ペポカボチャの種

薬用に使われるのは実ではなく種子です。主に頻尿や尿もれ、前立腺肥大などの泌尿器系の症状を改善することが知られています。

近年、日本でも頻尿、尿もれなどの尿トラブルが、ごく普通に語られるようになったことから、サプリメントとして徐々に認知されるようになってきました。

原種から薬用植物として欧米に伝搬

カボチャという植物の起源は中南米、現在のメキシコあたりと考えられています。人類に栽培された植物としては極めて古く、紀元前8千年から1万年頃です。研究結果から、この最も古い品種がペポカボチャであることが特定されています。

中米から北米に渡った原種のペポカボチャは、アメリカインディアンに薬用植物として伝えられ、古い記録ではその種子が「排尿促進、小児用の利尿剤」として利用されていたようです。

北米からヨーロッパに伝わったペポカボチャは、やはりその種子が薬用として利用されるようになり、16世紀のドイツの植物学者ヒエロニムス・ボック博士(1498-1554)による「薬草書」には、排尿を助ける植物として「カボチャの種子」が記載されています。

その後ヨーロッパでは、この薬用ペポカボチャが各地で栽培されるようになったようです。薬理作用はやはり頻尿や残尿感、尿の出が悪いなど尿トラブルの改善、そして前立腺肥大の改善でした。

ヨーロッパにはハーブを民間薬として利用する伝統があります。これは日本の薬草や中国の漢方薬と同じです。特にドイツは医薬品として認可されているハーブが多く、ペポカボチャの種子も既に医薬品として普及しています（認可1991年）。

こうした歴史とヨーロッパにおけるペポカボチャの位置づけをみると、この植物の泌尿器系疾患に対する薬理作用は、長い時間と経験に裏打ちされたものであることがおわかりいただけると思います。

種子（ナッツ）は天然の総合サプリメント

少々、余談になるかもしれませんが、ペポカボチャの種子、つまりタネとは、今風の言い方をすればナッツです。ナッツは今日、その健康効果が最も高く評価されている食物です。植物性食品の中でも特に栄養価が高く、含まれている植物性オイルには多彩な薬効があります。

ナッツ類は脂肪が多いのが特徴ですが、それらはほとんどが不飽和脂肪酸であり、むしろ脂肪の代謝を盛んにし、中性脂肪やコレステロールを調整する働きをもっています。またナッツ類にはビタミンやミネラルも豊富であり、その抗酸化作用から、共通してアンチエイジング効果があるとされています。

チアシード、キヌア、ヘンプ（麻の実）、アサイーなど、スーパーフードとして知られる食品はほとんどが種子です。

ナッツを再び「種」として考えると、種、タネとは、その植物の遺伝子とエネルギーを凝縮したものであり、新たな生命の源ということができます。

そう考えると種＝ナッツの栄養価が高く、健康効果が高いのもうなずけます。ナッツは、動物であるヒトにとっては、天然の総合サプリメントになりうるのです。

今、日本ではナッツがヘルシーフードとして大変人気があります。たとえばピーナッツ、アーモンド、クルミ、カシューナッツ、ピスタチオなどがそれです。一方漢方の国、中国ではこれらのナッツ以外にひまわりの種、松の実、スイカの種などもローストして食べます。そしてもちろんカボチャの種も。医食同源の国でも、ナッツはきわめて健康効果の高い食品なのです。

ペポカボチャの種子も同様です。その種子には他のナッツ同様の健康効果があり、アンチエイジング効果があると考えられています。そうしてペポカボチャ独自の成分として、他の種子にはない泌尿器系のトラブルを解消する働きがあるのです。

今日、ペポカボチャの種子は科学的な研究が盛んになり、どんな成分がどんな働きがあるのか、どのように利用すれば最も健康効果が高いのかがわかってきました。その研究成果をこれからご紹介しましょう。

ペポカボチャの種子エキスの成分

▽植物エストロゲン・リグナン

ペポカボチャの種子エキスに含まれる成分で、最も特長的なものにリグナンがあります。この植物の薬理作用の根幹は、このリグナンと言っていいでしょう。

リグナンはポリフェノールの一種で植物エストロゲンとも言われます。エストロゲン、つまり女性ホルモンです。ペポカボチャに含まれるリグナンは、女性ホルモンとよく似た働きをします。

女性ホルモンは女性らしい体を作り、卵巣や子宮、膣、乳房などの生殖器の成熟を促します。その分泌は初潮のある8才ごろから、50才くらいで閉経を迎えるまで続きます。このホルモンによって、女性は妊娠や出産が可能になり、女性らしい美しさを維持します。

さらに女性ホルモンは、生殖とは直接関わりのなさそうな働き、例えば骨を丈夫にして骨粗鬆症を予防したり、脂質の代謝や血管の柔軟性を維持して動脈硬化を防いだりすることもわかってきました。

そのために閉経して女性ホルモンが減少すると、様々な健康問題が次から次へと起こってきます。

特に子宮、卵巣、膣などの生殖器と膀胱、尿道などの泌尿器、さらにこれらを支える骨盤底は、同じ骨盤内で互いに支え合い、密着して機能しています。閉経して女性ホルモンが減少すると、生殖器は次第に萎縮し、骨盤底筋は柔軟さを失ってゆるみ、頻尿、尿もれ、過活動膀胱、骨盤臓器脱、性交痛といったトラブルにつながっていくわけです。

こうしたトラブルを改善するために、減少する女性ホルモンを投与する治療も行われていますが、ご存じの通り、それはそれで様々な副作用と不安を伴います。

そこでリグナンです。植物エストロゲン・リグナンは、我々が食べると消化吸収されます。その過程で腸内細菌によって代謝が行われ女性ホルモン様物質として様々な健康効果を発揮します。骨を丈夫にして動脈硬化を防ぎ、筋肉、特に骨盤底筋をしなやかに保ち、尿トラブルを改善する働きです。

女性ホルモンの減少が皮膚や筋肉のたるみをひき起こす

「女性ホルモン・エストロゲンは女性らしい体を作る」と述べましたが、この女性らしい体とは、顔や体のしなやかな筋肉、皮膚とその下の皮下組織も含みます。顔や胸、お尻や足、そして問題の骨盤底筋も含みます。

女性ホルモン・エストロゲンが減少すると、これら全てが衰え始めると言っていいでしょう。美容面で言えばお肌のハリが失われ、シワやたるみが現れます。特に閉経後の体表の変化は顕著です。

そしてその変化は骨盤底筋、そして骨盤内の臓器にも訪れるわけです。全てのパーツが地球の引力に逆らえなくなり、たるんできます。何も対策を講じなければ、頻尿、尿もれ、過活動膀胱、骨盤臓器脱などにみまわれます。

しかし今日、こうした変化を解消する方法があります。リグナンのような植物エストロゲン物質で、こうした変化をくい止めることも可能なのです。

女性ホルモンの減少によるたるみ

（イメージ図）

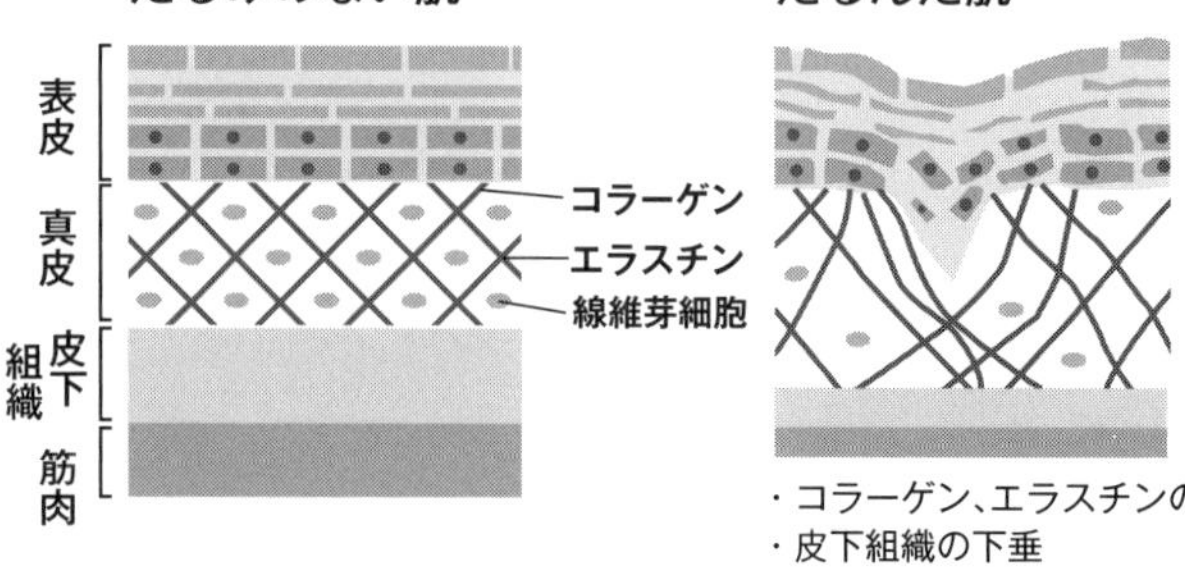

・コラーゲン、エラスチンの変性
・皮下組織の下垂
・筋肉の萎縮
・骨密度の減少

▽前立腺肥大症を改善するククルビタシン

ペポカボチャの種子に含まれるククルビタシンは、今、注目され始めている物質です。この物質は種子が持っている苦味成分で、他にもゴーヤなどに含まれています。

種子に限らず植物が持つ苦み、あるいは辛味やえぐみ、渋味成分の多くはフィトケミカルと呼ばれ、植物が紫外線や病害虫などから身を守るために作り出す物質です。いずれも抗酸化作用が強く、活性酸素の害から生物を守る性質を持っています。

ヒトの生体に対する薬理作用としては、男性ホルモンのテストステロンがジヒドロテストステロンに変わるのを抑制すると考えられています。

男性ホルモンと加齢の関係はちょっとややこしいのですが、ここで説明してみます。

男性は年をとっても、女性の閉経のような明らかな性機能のターニングポイントはありません。しかしホルモン分泌は、加齢と共に確実に減少していきます（はっきりした健康障害としてあらわれるのが男性更年期障害です）。減少する男性ホルモン・テストステロンを、前立腺は積極的に取り込みますが、これが酵素と結びついて変化したものがジヒドロテストステロン。このジヒドロテストステロンこそ、前立腺を肥大させる張本人と考えられています。

ククルビタシンと植物ステロールのダブル効果

最近の研究で、ククルビタシンは、前立腺の酵素の働きを阻害して、テストステロンがジヒドロテストステロンに変化するのを抑制することがわかってきました。ペポカボチャが前立腺肥大症の予防や改善に効果があるとされてきた理由は、おそらくククルビタシンにあるのではないかと考えられています。

ペポカボチャの種子には、もう1つ前立腺肥大症を予防、改善する物質が含まれています。それは植物ステロールの一種デルタ-7-ステロールという物質で、実はこれがジヒドロテストステロンとよく似た性質を持っています。よく似てはいるのですが違うところもあって、この物質が前立腺の細胞と結びついても前立腺を肥大させないようなのです。むしろジヒドロテストステロンの生成と働きを抑止することから、ダブルに前立腺肥大を防ぐと考えられるようになりました。

歴史的にペポカボチャの種子が前立腺肥大の薬であったこと、今日ドイツで実際に前立腺肥大症の薬として認可されるに至ったのは、ククルビタシンとデルタ-7-ステロールの薬理作用が解明されてきたからです。

さらにククルビタシンの抗酸化作用は前立腺肥大症の症状改善だけではなく、骨盤底筋の老化防止、血管の老化防止に役立つと考えられます。

▽膀胱や骨盤底筋、血管などに働きかける多彩な成分

さらに、過活動膀胱など膀胱の過剰な反応を抑制するとして注目されている物質にアデノシンがあります。

この物質は神経系に多く存在する物質で、DNAやRNAの材料にもなっている極めて原初的な物質ですが、これが膀胱の異常な収縮を抑えることが動物実験で確認さ

れています。

少し前のページで述べましたが、ペポカボチャの種子に含まれる脂肪も大変有用なものばかりです。脂肪の種類はオレイン酸やリノール酸、エイコサエン酸などの不飽和脂肪酸であり、前述の通り中性脂肪やコレステロールを調整して血管をしなやかにし、動脈硬化を予防・改善します。

少し角度を変えると、以上のように尿トラブルの予防・改善する物質の働きは、その抗酸化作用により血管を守りますので、アンチエイジング効果につながっています。頻尿、尿もれ、過活動膀胱などのトラブルは、泌尿器だけの問題ではなく、多くは全身の組織や機能の老化と深く関わっています。

つまりペポカボチャ種子の持つ薬理効果は、そっくりそのまま筋肉、血管、神経などの老化を防ぎ、若さをよみがえらせる働きと言い換えてもいいでしょう。

ペポカボチャの種子エキスの実験結果

ヨーロッパで尿トラブル改善の薬として長い歴史を持つペポカボチャの種子エキスは、これまで様々の実験を繰り返し、薬理作用を証明してきました。その一部をここで紹介しましょう。

【1】膀胱機能改善の有効性比較実験

ペポカボチャの種子抽出物と、やはり女性ホルモンと似た働きをすると言われている大豆胚芽抽出物の比較実験です(動物実験)。

実験ではラットの総頸静脈にカニューレ(薬剤注入に使用する管)を留置し、ペポカボチャの種子抽出物と大豆胚芽抽出物を各250mg/kg注入、膀胱内圧を測定することで有効性を比較しました。

グラフを比較するとわかる通り、ペポカボチャの種子抽出物を投与したラットは、膀胱内圧の曲線が投与前より投与後はあきらかに遅延しており、内圧が減弱したことがわかります。また排泄回数の有意な減少が認められました。

一方、大豆胚芽抽出物を投与したラットは、膀胱内圧に有意な変化はみられず、排泄回数も変わりありませんでした。

以上の実験からペポカボチャの種子抽出物は、大豆胚芽抽出物より、膀胱機能改善の可能性があることがわかりました。

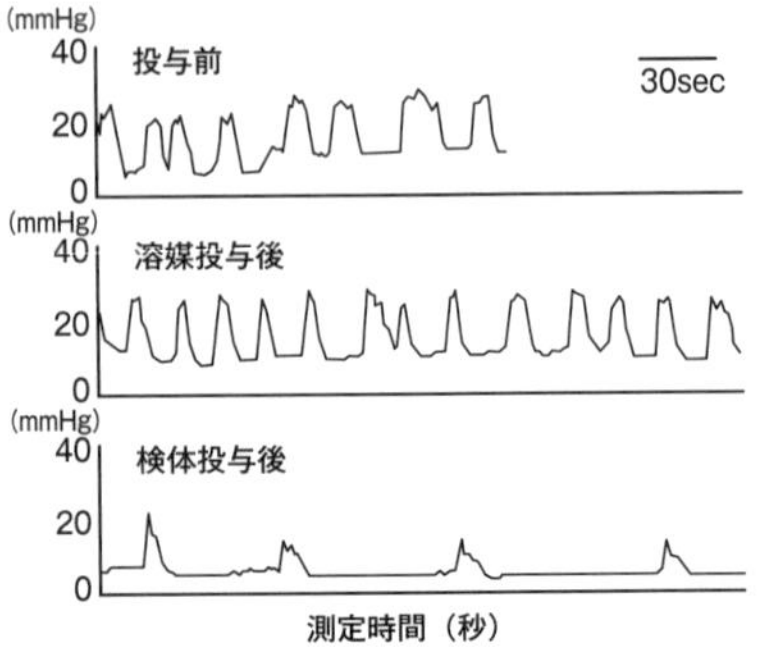

ペポカボチャ種子水溶性抽出物

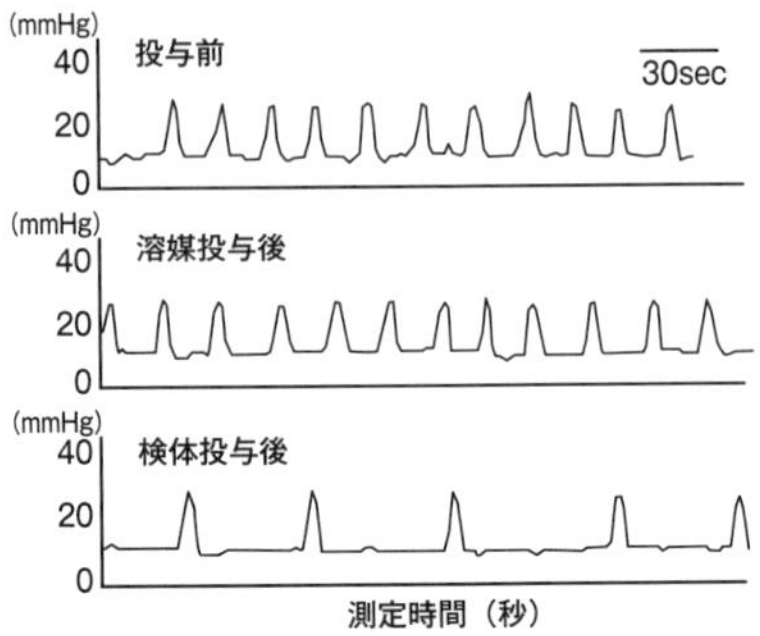

ペポカボチャ種子水溶性抽出物

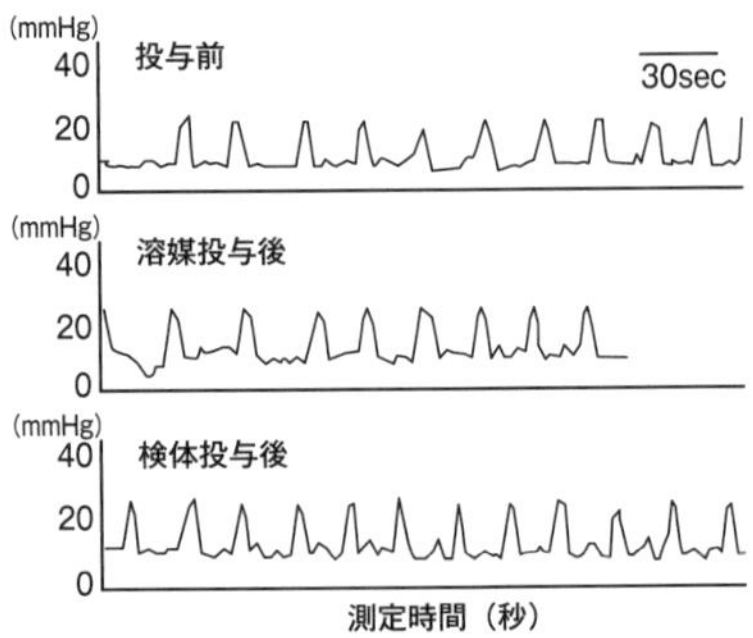

大豆胚芽抽出物

アンドロゲン受容体への結合能の比較

これはペポカボチャの種子抽出物と大豆胚芽抽出物のアンドロゲン受容体への結合能を比較した実験です（図上段がペポカボチャ、下段が大豆）。アンドロゲンとはテストステロン、ジヒドロテストステロン、デヒドロエピアンドロステロン（ＤＨＥＡ）など男性ホルモンのことです。

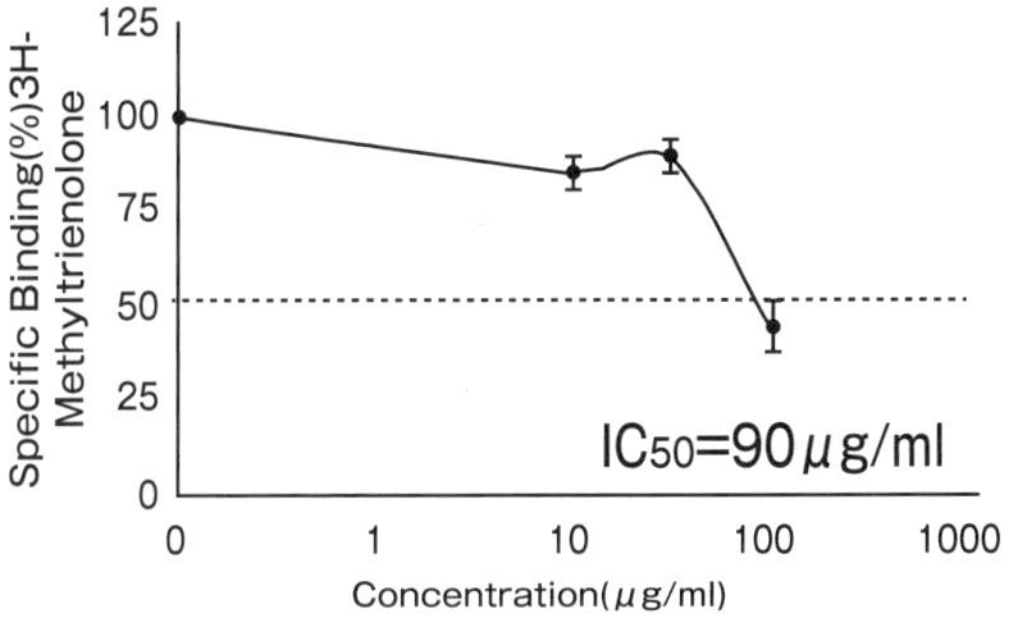

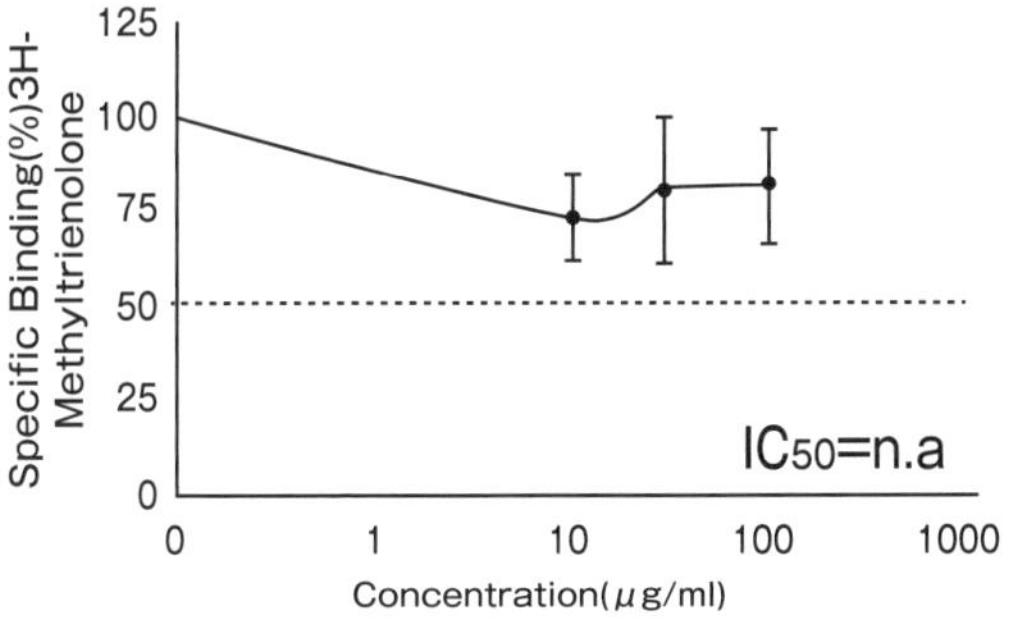

この研究では、ペポカボチャのアンドロゲン受容体への結合能が多いことが示されています。これらの受容体と結合しやすいこと、

親和性が高いことは、加齢などで衰えた男性ホルモンの勢いを取り戻し、骨盤底筋や尿路組織の筋肉量を高めることにつながります。

以上、論文掲載「医学と薬学」54（3）：339（2005）

【2】薬用ペポカボチャ種子抽出エキスおよび大豆胚芽抽出エキスの混合加工食品の夜間頻尿、及び腹圧性尿失禁に対する有用性試験

【試験期間】 7週間（摂取前観察期間1週間＋摂取期間6週間）

この実験は、ペポカボチャの種子抽出エキスと大豆胚芽抽出エキスの混合加工品に、頻尿や尿もれの改善に対する有効性の有無を確かめたものです。

使用したのはペポカボチャの種子抽出物87・5㎎＋大豆胚芽抽出物5・0㎎の混合したもの（以下ペポカボチャの種子エキス等）です。

①被験者は52才～86才、就寝中排尿2回以上と頻尿、閉経後の女性健常者39名です。飲み方は、実験開始1～2週目は1回5粒、3週から6週目は1回3粒を、朝夕の夕食時に服用します（計2回）。結果は全員の平均値として次のグラフに示しました。

グラフを見るとわかる通り、ペポカボチャ種子エキス等を摂取した被験者は日中排尿回数、夜間排尿回数、尿失禁回数のいずれも改善しました。特に尿失禁回数は7・3回から1・5回へと大幅に減少しました。

論文掲載「医学と薬学」46(5):727(2001)

日中排尿回数の変化

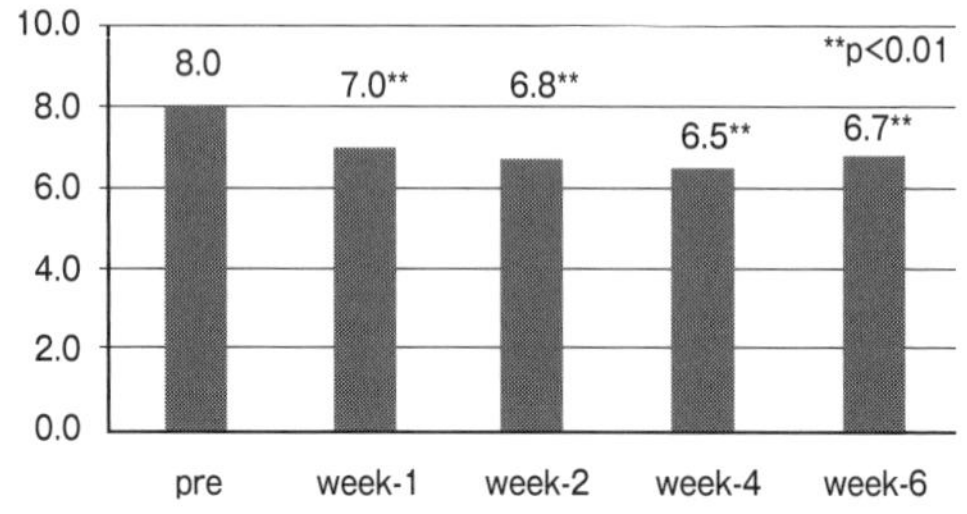

夜間排尿回数の変化

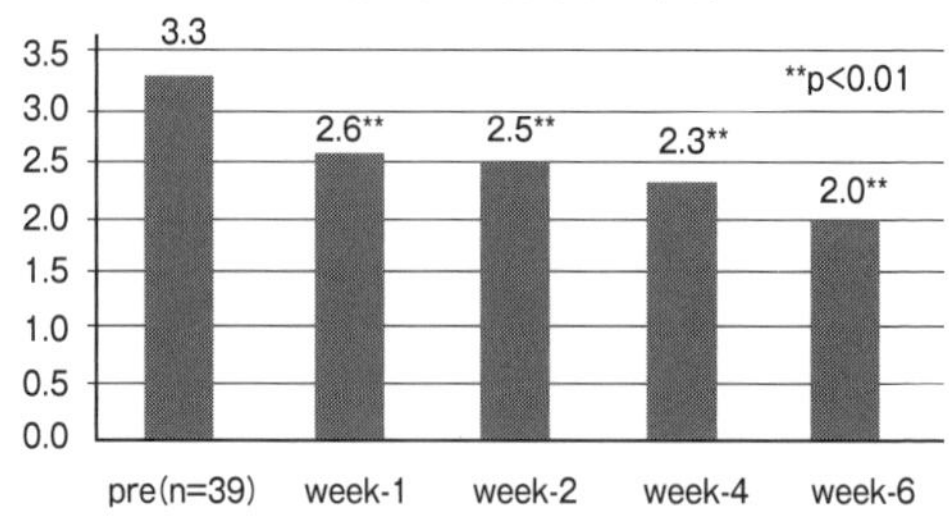

尿失禁回数の変化

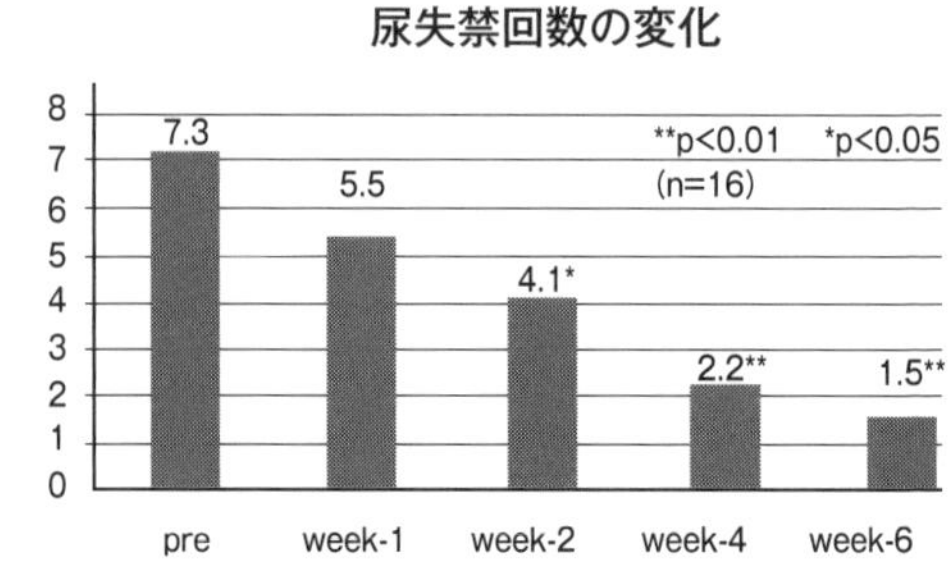

②被験者は35才~84才の腹圧性尿失禁を有する女性健常者48名。全員に、ペポカボチャの種子エキス等を、実験開始1~2週目は1回5粒、3週から6週目は1回3粒を、朝夕の夕食時に服用してもらいました。その結果をグラフに示します。

グラフを見るとわかる通り、日中尿失禁回数は大幅に減少しました。特に失禁回数が多かった人の改善が目立ちます。

論文掲載「医学と薬学」50(3):313(2003)

③被験者は65才から88才の、就寝中2回以上排尿に起きる男性45名。全員に、ペポカボチャの種子エキス等を、実験開始1~2週目は1回5

日中尿失禁回数の変化

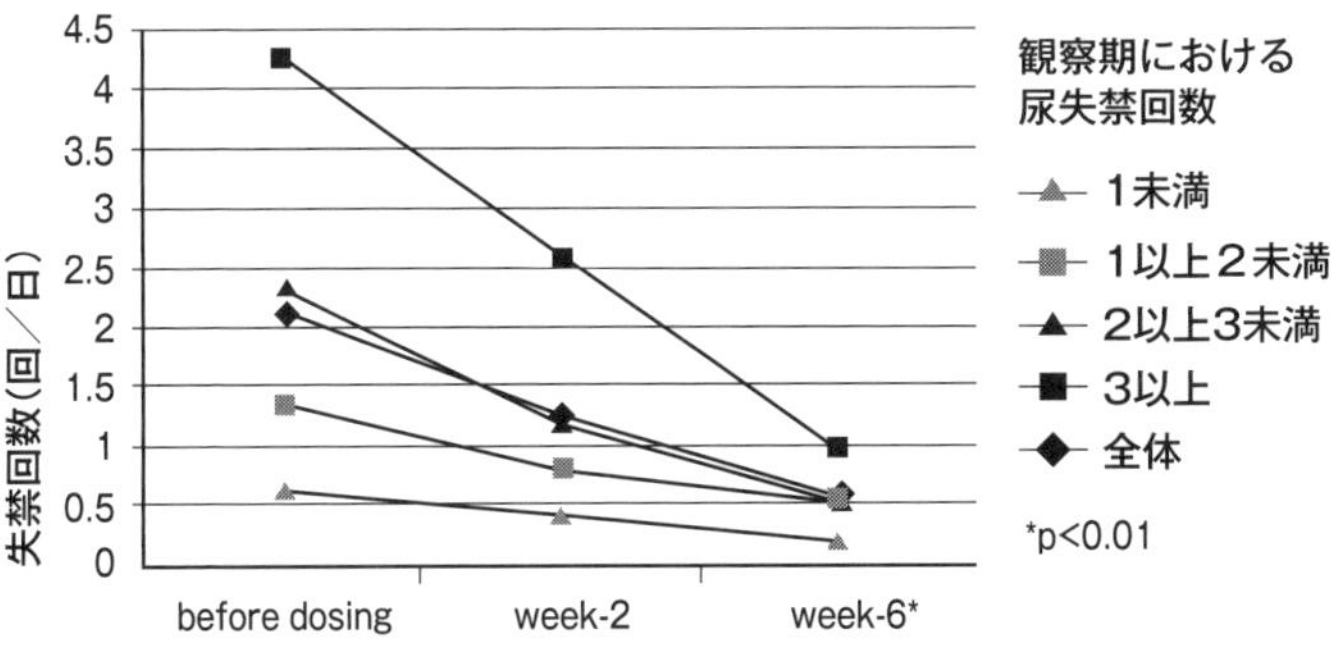

粒、3週から6週目は1回3粒を、朝夕の夕食時に服用してもらいました。結果をグラフに示します(頻尿治療併用8名含む)。

グラフを見るとわかる通り、就寝中排尿回数は平均3回から平均2回に減少しています。全般的な改善度は86・7%以上で、頻尿治療とペポカボチャの種子エキス等を併用した人は症状が重症な人が多いため、残念ながら有意な改善を認めませんでしたが、より軽症のペポカボチャの種子エキス等のみを服用した人の症状は有意に改善しています。さらにこれらの人に関しては睡眠満足度も有意に改善しました。

論文掲載「医学と薬学」52(4):551(2004)

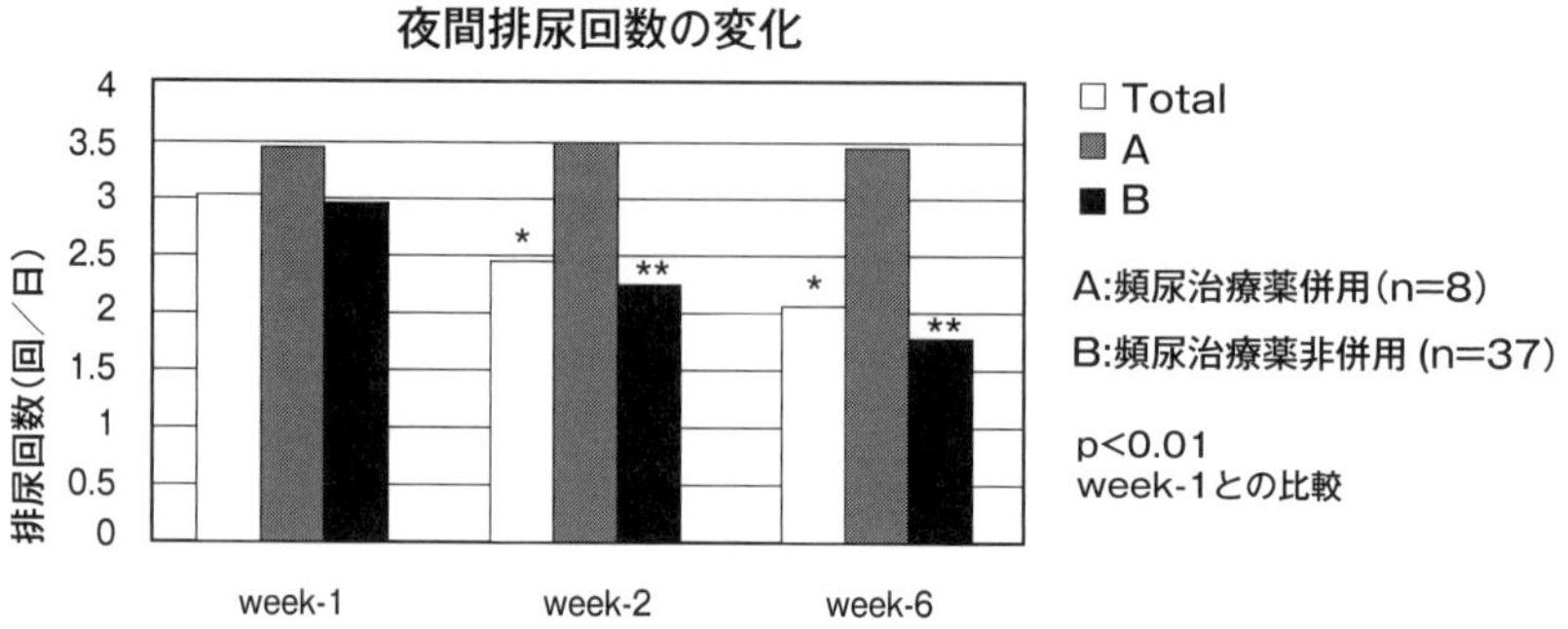

【3】薬用ペポカボチャ種子抽出エキスおよび大豆胚芽抽出エキスの混合加工食品の過活動膀胱に対する改善効果を調べる臨床試験

この実験は、ペポカボチャの種子抽出エキスと大豆胚芽抽出エキスの混合加工品における過活動膀胱の症状改善に対する有効性の有無を確かめたものです。

使用したのはペポカボチャの種子抽出物218・75mg／1粒　＋大豆胚芽抽出物12・5mgの混合したもの（以下ペポカボチャの種子エキス等）です。

【試験方法】

ランダム化プラセボ対象二重盲検　平行群間比較試験　試験期間12週間

【試験対象】

尿意切迫感および頻尿（1日8回以上）と夜間頻尿（2回以上）を3か月以上継続して

いる35才〜70才の女性健常者83名（切迫尿失禁の有無問わず）。

【試験方法】

対象者83名をペポカボチャの種子エキス群42名とプラセボ（偽薬）群41名に分け、ペポカボチャの種子エキス群にはサプリメント1回2粒を1日朝夕2回、プラセボ群は偽薬を摂取してもらいます。

12週間後、日中および夜間尿量、排尿回数、尿意切迫感および失禁回数、過活動膀胱に関する調査、満足度調査を行いました。

グラフ（ペポカボチャの種子エキス群）を見るとわかる通り、日中排尿、夜間排尿、切迫尿意、失禁いずれに関しても有意の減少がみられました。

排尿症状の変化：Cucuflavone 摂取前後の比較

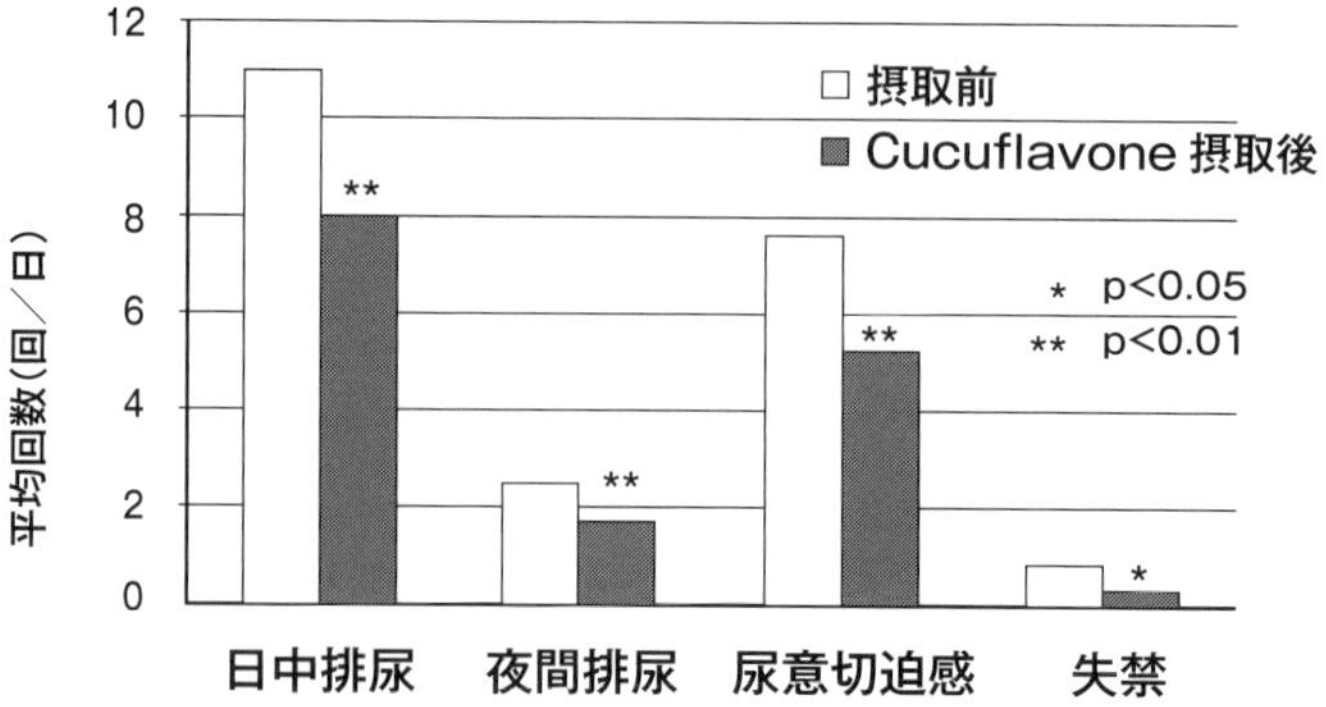

グラフのプラセボ群との比較では、ペポカボチャの種子エキス群は有意な減少がみられました。

過活動膀胱の問診表を使用した調査においてもスコアは有意に改善しており、満足度は95・2％ときわめて高く、継続使用を希望する人が多いという結果でした。

またこの試験に参加した人に血液検査、尿検査において異常はなく、副作用の報告もありませんでした。

Journal of Functional Foods 8C:111-117(2014)

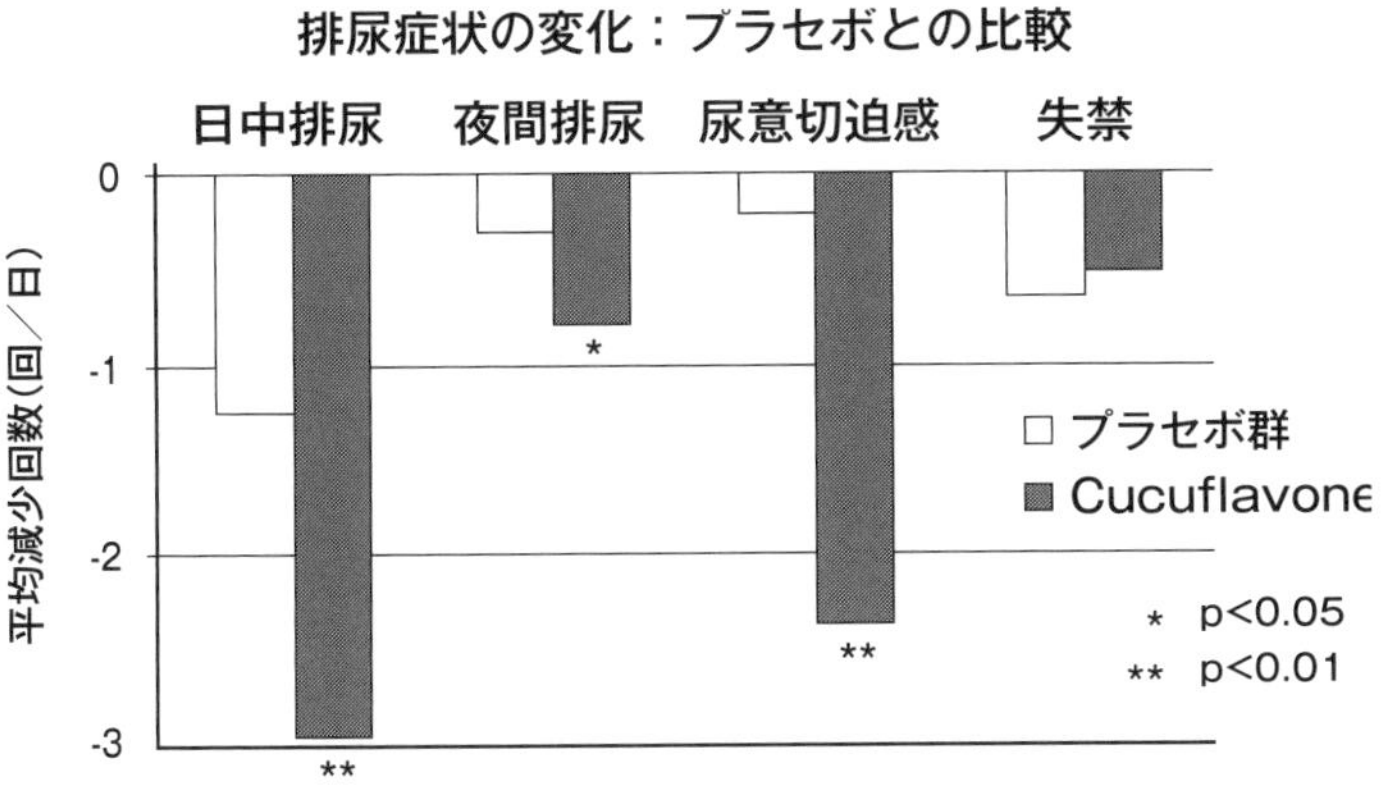

尿トラブル改善総合サプリメント

本章では、尿トラブルに高い予防改善作用を持つとされるペポカボチャの種子について歴史や科学的検証をご紹介しました。

欧米では長く尿トラブルを改善する薬用ハーブとして、またドイツでは医薬品として普及していますが、日本ではまだまだペポカボチャという素材自体の知名度はもちろん、その薬理作用は知られていないようです。

ぜひ多くの方に、この薬用ハーブのすぐれた健康効果を知っていただいて、尿トラブル解消のために役立てていただきたいと思います。

ただ頻尿、尿もれ、過活動膀胱と並べても、その原因やメカニズム、表れ方は多種多様です。主なメカニズム、主な治療法などを述べてみたものの、まだまだたくさんの悩みや問題をかかえている人がいます。

頻尿、尿もれ、過活動膀胱といった尿トラブルは女性に多い症状ではありますが、男性にも、もちろんあります。閉経後の女性に多い症状ではありますが、若くても悩んでいる人も少なくありません。骨盤臓器脱も同様で高齢者に多い症状ではありますが、出産後、若くして困っている人もいます。

さらに膀胱痛症候群（間質性膀胱炎）などは、この疾患そのものが、ようやく認知されたばかりと言っても過言ではありません。この症状に悩む人も意外に多く、医療機関でも手探りで治療しているような状態です。

一方で、原因もメカニズムも医学的な治療法も異なる尿トラブルですが、症状がほぼ同じだと、第2章で紹介した骨盤底筋トレーニングやサプリメントなども活用して、改善できるケースは意外に多いようです。

ペポカボチャ種子エキスのサプリメントも、こうした多様な人の症状改善のために、いくつかの薬用ハーブを配合しています。ペポカボチャの種子の働きにとってプラスに作用し、かつ周辺のトラブルに有効なものとして選ばれたのはエキナセア、イラクサ、マカ、クランベリー、チェストベリーなどです。

ここからはペポカボチャ種子エキスのサプリメントに含まれた他の薬用ハーブについてご紹介しましょう。

▼エキナセアプルプレア

・欧州医薬品公定書（EMEA）にも収載
・免疫力を高め尿路系の感染症に有効

エキナセアという薬用ハーブはそれなりに知名度があると思います。原産地は北米。ネイティブアメリカンの万能薬として、太古の昔から利用されてきた歴史があります。薬としては蛇の噛み傷、虫刺されなどの解毒作用をはじめ細菌やウイルスによる感染症の予防、治療、眼病、湿疹など幅広い用途がありました。

20世紀中頃にヨーロッパに渡ると、免疫力を高めて風邪やインフルエンザなどの感染症の

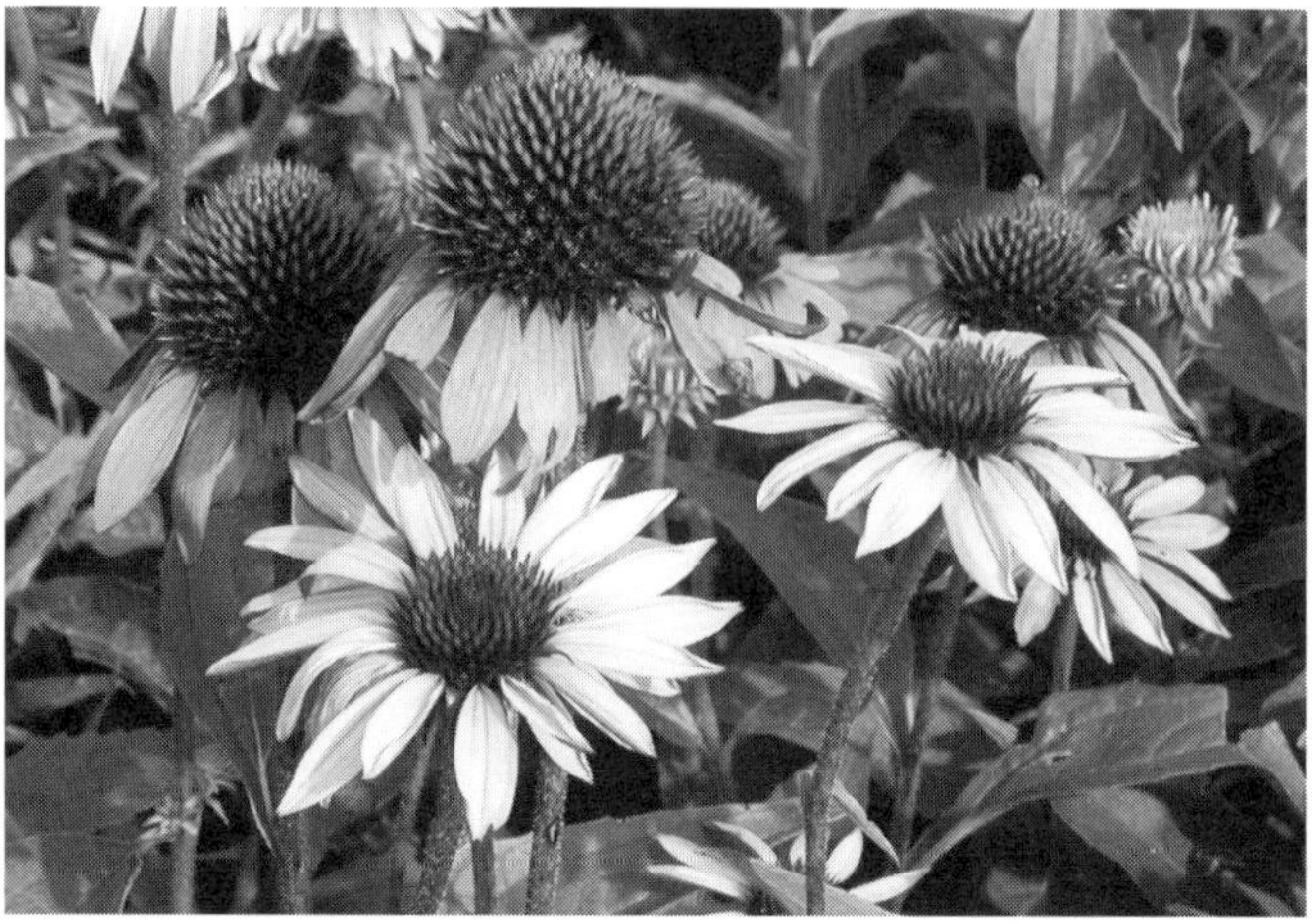

予防・改善に使われるようになり、医薬品としても使われています。

エキナセアには、薬用ハーブとして3種類が流通していますが、ペポカボチャ種子エキスのサプリメントに配合されているのは、エキナセアプルプレアです。この素材はヨーロッパで医薬品として使われているものに由来し、免疫力を高める効果がほかのエキナセアより高いと考えられています。

エキナセアはキク科の多年草で、和名はムラサキバレンギク。日本でも観賞用としてガーデニングなどで栽培されていますが、薬用のものとは種類が違うようです。

薬用ハーブを重用するヨーロッパでは、２００８年にエキナセアプルプレアを気管支や尿路の感染症に対する常備薬として、欧州医薬品公定書（ＥＭＥＡ）に収載しています。

健康効果をもたらす成分としては多糖類、アルキルアミド、カフェ酸誘導体、精油などです。

エキナセアプルプレアの免疫力アップをヒト臨床試験で証明

エキナセアプルプレアの持つ免疫力向上作用を証明した比較試験をご紹介しましょう。

試験は二重盲検プラセボ対照比較試験。疲労感があり疲れがとれにくいと感じている22人の男女を対象に行われました。

参加者22人は無作為に11人ずつのグループに分けられ、一方にはエキナセアプルプレア抽出物５００mgを含む製剤、もう一方には偽薬（エキナセアプルプレアを含まない）を1日1回服用してもらいました。

3週間後、被験者の免疫細胞の活性を中心とした検査を実施したところ、エキナセアプルプレアのグループは、リンパ球の数が増加し、病原体を認識するメモリーT細胞も増加、その他の免疫細胞にも増加傾向がみられました。またリンパ球であるT細胞の免疫力年令が2・8才若返りました。プラセボグループには変化はありませんでした。

また参加者の主観的ストレスの変化についても、エキナセアプルプレアのグループは疲労感や目の疲れにおいて改善傾向がみられました。

以上の実験からエキナセアプルプレアの摂取は、免疫力のアップにつながることが証明されました。

抗生物質に頼らない免疫力向上と感染症対策

多少、余談になるかもしれませんが、今日、風邪やインフルエンザ、その他の感染症は、強力な抗菌薬や抗ウイルス薬によって治療可能、治癒できるようになりました。医学の進歩がもたらした感染症の克服は見事なものだということができます。

一方、抗菌薬や抗ウイルス薬には、細菌やウイルスなどの病原体だけでなく、腸内細菌や常在菌など有用な微生物も殺してしまうという問題点があります。最近では現代病のアレルギー疾患の根本原因に、抗菌薬の使い過ぎがあると指摘されるようになりました。さらに抗菌薬の効かない耐性菌の登場など、感染症をめぐる問題には終わりがありません。

　そこで評価されているのは天然の薬用素材による免疫力の向上です。ヒトが本来持っている免疫力を高めて感染症を克服することにはメリットしかありません。ヨーロッパでエキナセアプルプレアのような免疫力を高める薬用ハーブが評価されているのは、背景に現代における抗菌薬の問題があるように思います。

　もちろん薬用ハーブには即効性は期待できませんが、本来の免疫力を高めて感染症を予防し、かかっても軽くすむ、早く治る体を作るという大きな意義があります。

　特にエキナセアプルプレアは、感染症のなかでも尿路感染症に対する有効性が認められています。この薬用ハーブは、ペポカボチャ種子エキスのサプリメントの薬理作用の幅を広げる大変頼もしい成分だと言えるでしょう。

▼イラクサ根

・西洋の万能サプリ、前立腺肥大の原因ジヒドロステロンの生成を防ぐ

イラクサはヨーロッパ原産の植物で、現地ではネトル、ネットルと呼ばれる大変ポピュラーな薬用ハーブです。アンデルセンの童話では白鳥にされた王子を助ける植物として、ハリー・ポッターでは魔法の薬の材料になっていました。

実はその葉っぱや茎はトゲだらけで、触るだけで手が腫れるほど痛い、こわくてイヤな草だそうです。和名は蕁麻《じんま》。蕁麻疹の蕁麻です。

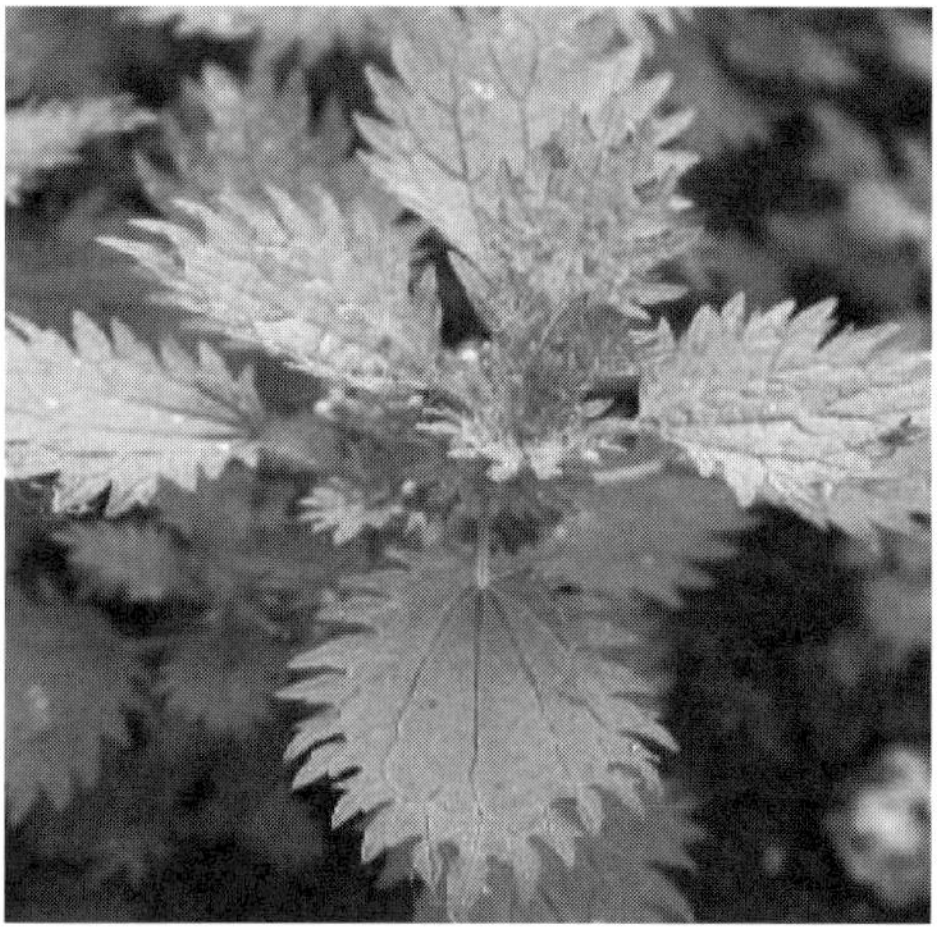

ところがこのハーブを一たび加熱すると毒性は消え、薬にも食用野菜にもなる有用な植物に変わります。その薬効は関節疾患、アレルギー、血流障害そして前立腺肥大など大変多彩です。

栄養素がとにかく豊富で、ビタミンA、ビタミンB類、ビタミンC、ビタミンK、βカロチン、鉄分、マグネシウム、ケイ素といったミネラル、ポリフェノール類など。「天然のマルチビタミン」などと呼ばれています。

本書で注目したいのは前立腺肥大に対する作用です。まだイラクサのどの成分が働いているかは特定されていませんが、男性ホルモン・テストステロンがジヒドロテストステロンに変わるのを防いだり、アンドロゲンのスムーズな働きを助けるなど作用のメカニズムは解明されつつあります。他にも免疫力を高めて炎症を抑えるなど万能とされる由縁が明らかになってきました。

ペポカボチャ種子エキスのサプリメントは、女性だけでなく男性の尿トラブルにも有効とされています。これにイラクサの前立腺肥大に対する相乗効果が得られ、男性にとってもさらに役に立つ物質になると言えるでしょう。

▼マカ

・アンデスの精力剤はホルモン分泌を高めて女性の更年期症状に効く

マカというと一般的に男性の精力剤、天然のバイアグラなどと呼ばれ、性機能の向上をはかる薬用ハーブと考えられています。実際にそうした働きも高いのでしょうが、本書で注目するのは女性の更年期症状を改善する働きです。

マカはペルー原産。「アンデスの女王」「アンデスの薬用人参」などと言われ、栄養成分の豊富さや薬理作用の高さでも知られています。

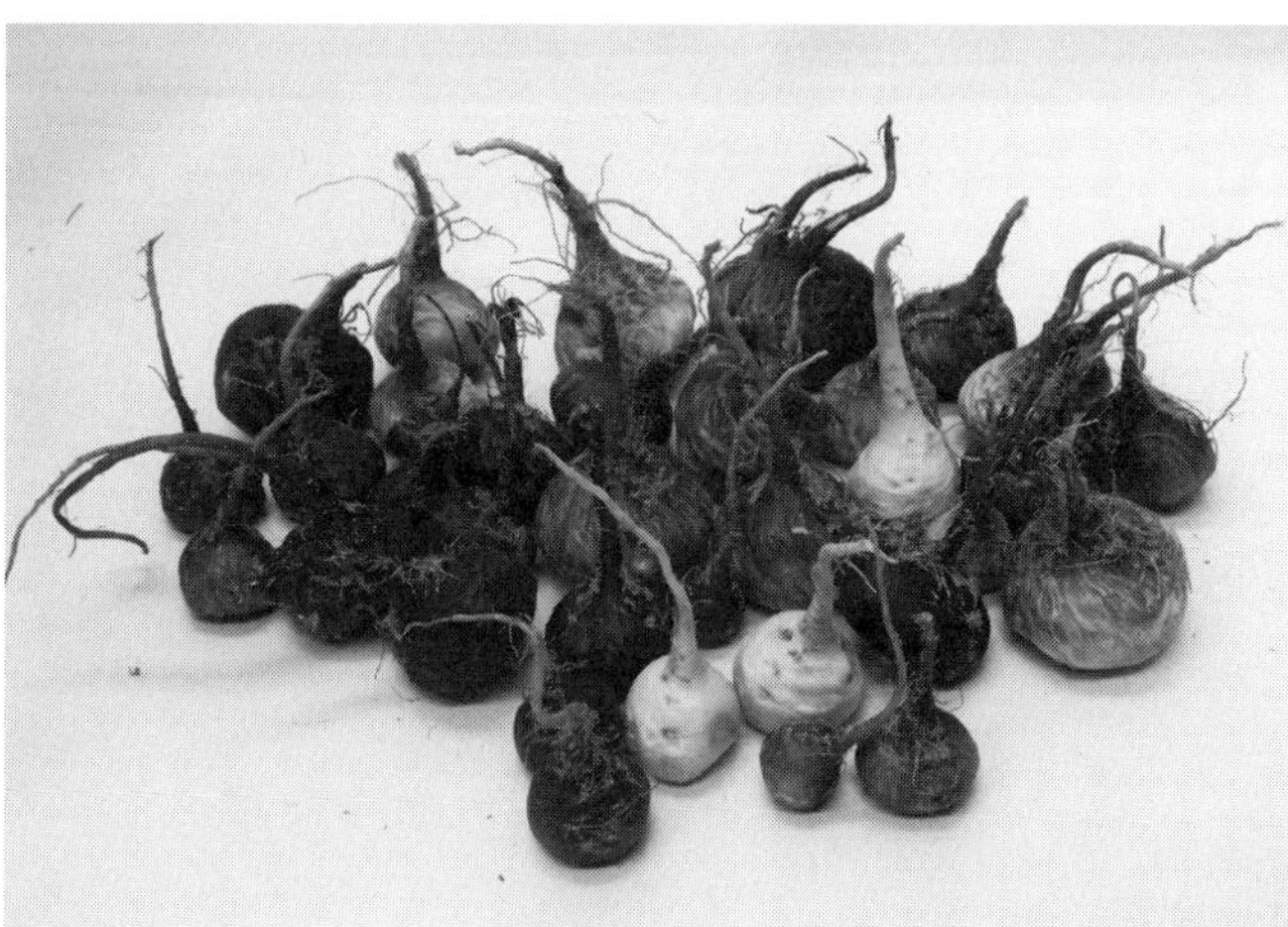

成分的には多種類のアミノ酸、鉄分や亜鉛、カルシウムなどのミネラル、ポリフェノールのアントシアニンやサポニンなど、スーパーフードといっていい豊富さです。ユニークなのはマカに含まれるアルカロイド類です。この物質は男性ホルモン、女性ホルモンの両方の前駆物質をたくさん分泌させる働きがあります。

男性も女性も、加齢によるホルモン分泌の減少が尿トラブルの原因の1つです。治療として人工的にホルモンを補充する方法もありますが、自身のホルモンを分泌する方がはるかに健康効果が高いと言えます。

女性に限って言えば、閉経によって女性ホルモンが減少すると、卵巣や子宮、膣などの生殖器は萎縮し、生殖器、泌尿器を支える骨盤底筋もゆるんできます。これが頻尿、尿もれ、過活動膀胱などのトラブルにつながっています。

男性にも有効ですが、特に女性の尿トラブルの解消にマカの成分は有用です。

▼クランベリー

・膀胱炎からの過活動膀胱を防ぐ

膀胱炎は、成人女性なら誰もが経験すると言っていい泌尿器疾患で、尿道から大腸菌などの細菌が侵入し、免疫力が低下していると膀胱で繁殖し発症します。多くは軽度で自然に治ることも多く、治りが悪くても抗菌薬の服用で数日で治ってしまいます。ただ何度も再発する人も少なくありません。

この膀胱炎の予防効果があるとされるのがクランベリーです。

クランベリーは北アメリカ原産の植物の実です。カナダやアメリカではジャムやジュースなどに利用されており、特に11月の感謝祭サンクスギビングでは、七面鳥の

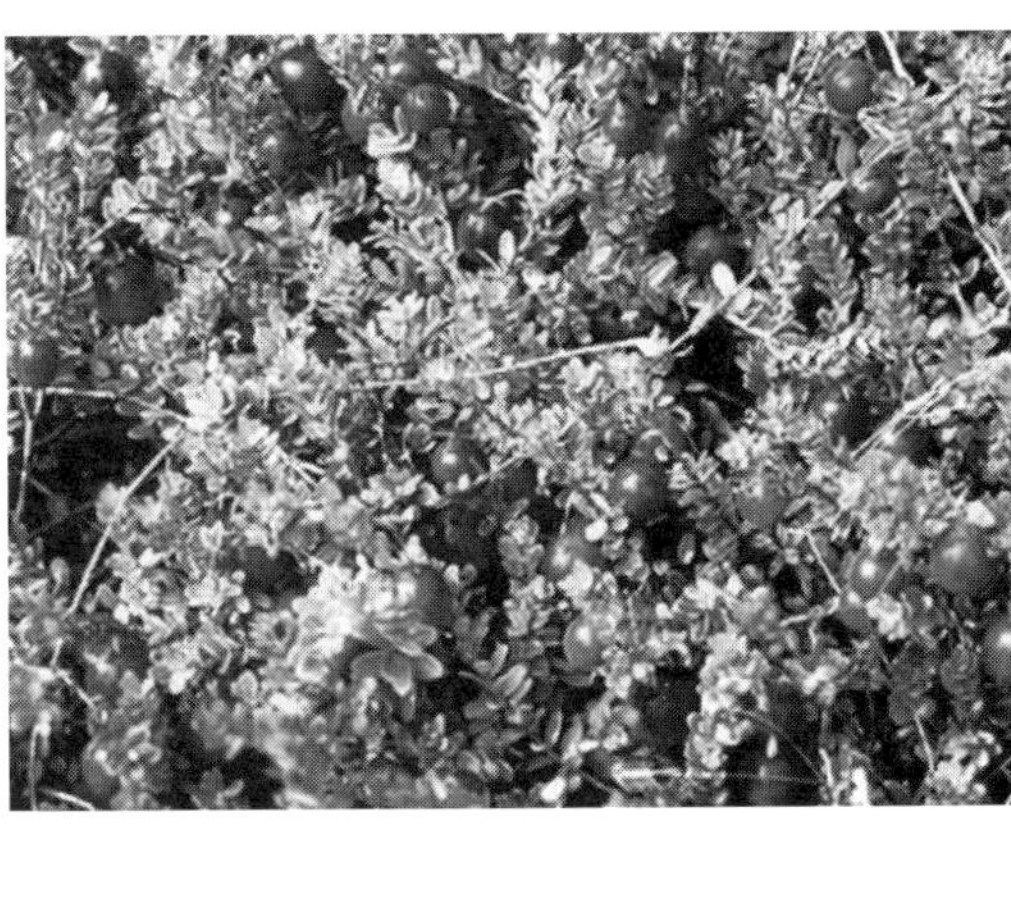

グリルにクランベリーのソースは欠かせないといいます。

ただクランベリーの実は、そのままでは食べるとものすごく酸っぱいため、生食には向きません。やはり加工して食べるのが一般的です。

さてこの実は、歴史的に外傷、尿路系疾患、下痢、糖尿病、胃腸障害や肝臓障害等のさまざまな治療に使われていました。ここで注目したいのは膀胱炎などの感染症への効果です。

クランベリーに含まれるキナ酸という物質は、肝臓で安息酸に変わり、安息酸は馬息酸に変わります。この馬息酸が尿のpHを酸性にすることで膀胱での細菌の繁殖を防ぎ、炎症を防ぐと考えられています。

同様に、クランベリーに含まれるプロアントシアニジンというポリフェノールの一種も、尿道や膀胱の粘膜に細菌が付着するのを防ぎ、膀胱炎を予防してくれます。

膀胱炎をこじらせると、やがて過活動膀胱になることもあります。

クランベリー成分を配合することで、ペポカボチャ種子エキスのサプリメントは幅広い年代の尿トラブルを防ぐ働きが高まると考えられるわけです。

▼チェストベリー

・月経前症候群治療薬の主成分でホルモンの安定

チェストベリーは、地中海沿岸や中央アジアに自生する低木で、紫色の可愛らしい花が咲きます。花の後に実る細かい種子がチェストベリーです。

太古の昔から、女性の月経症状(生理痛)や月経前のイライラ、不安感、腹痛や頭痛など心身の不調の緩和のために使われてきた民間薬です。

その成分はフラボノイド、イリドイド配糖体、天然のホルモン様物質プロゲステロン、アルカロイドなどで、これらが脳下垂体を刺激することでホルモンの分泌や活動を安定させると考えられています。

チェストベリーの成分は、既に月経前症候群治療薬の主成分として使われており、

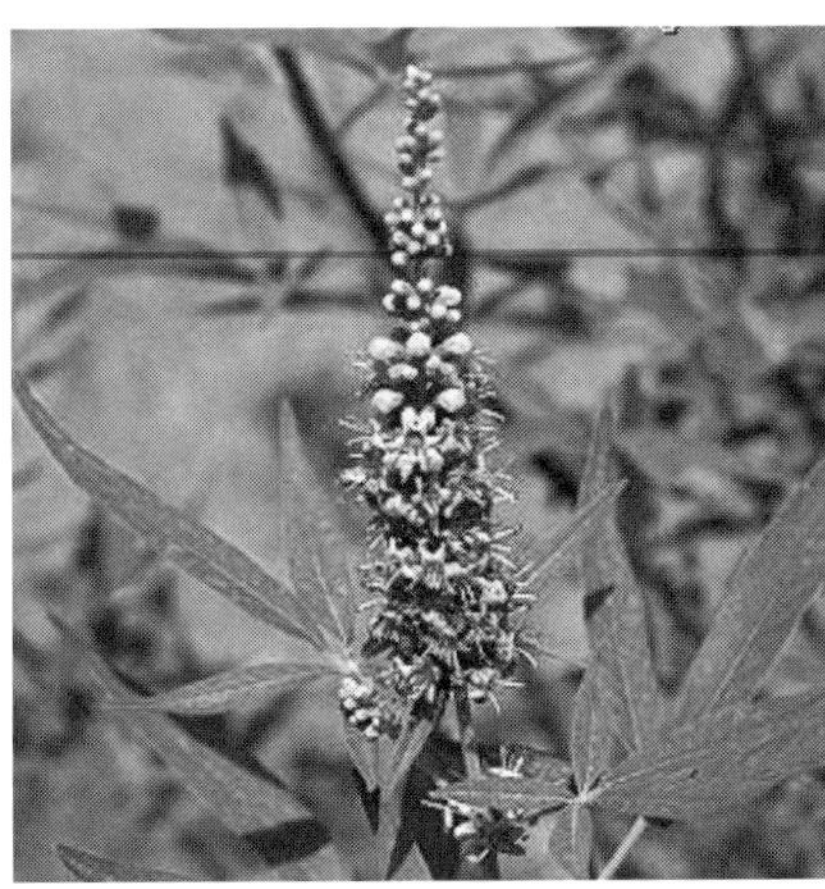

医薬品としての評価は確かです。

この薬用ハーブを配合することで、ペポカボチャ種子エキスのサプリメントには、月経前症候群に対する薬理作用が加わり、ホルモンの分泌やその働きをより安定させる働きが加わったと言えるでしょう。

女性と男性の両方の尿トラブルに有用なサプリメント

ペポカボチャ種子エキスのサプリメントに配合された薬用ハーブをまとめると

エキナセア……………免疫力を高めて尿路系の感染症に有効
イラクサ………………ジヒドロテストステロンの生成を妨げて前立腺肥大を防ぐ
マカ……………………男性ホルモン、女性ホルモン、成長ホルモンの分泌を促して性機能を向上させる

クランベリー……膀胱炎を予防する
チェストベリー…月経前症候群を改善する

以上のラインナップを見るとこのサプリメントは女性だけでなく男性にも有効であるように、尿路系のトラブルを改善する薬用ハーブを結集させた印象です。薬用ハーブは、1つ1つが紹介した薬効をこえるその植物の生命としての総合的なエネルギーを持っているので、ここで紹介したことだけではないもっと色々な働きがあると考えられます。さらにそれらを組み合わせると、単一の成分にはない複合的な薬理作用が期待できます。

実際に使った方達の情報は第6章でご紹介します。

第6章

ペポカボチャ種子エキスのサプリメントで頻尿・尿もれが改善した症例

日中も夜も頻尿で常に残尿感がある感じ。今はトイレ回数も減り膀胱の不快感もスッキリ消失

Aさん(女性) 69才

Aさんは2006年、頻尿の症状で横浜元町女性クリニックLUNA(理事長 本書監修者 関口由紀医学博士)を受診されました。1日のトイレ回数は13回くらいで、夜もトイレで目が覚めることがよくあったそうです。特に残尿感があって尿のキレが悪く、下着を尿で汚してしまうこともあったそうです。トイレに行ってもまたすぐに尿意を感じてトイレに行くという状態で、寒い時期にはよく膀胱炎にもなっていました。

クリニックでは頻尿を改善するエブランチルや漢方の牛車腎気丸《ごしゃじんきがん》、猪苓湯《ちょれいとう》などを処方され、骨盤底筋トレーニングを開始。これで頻尿もいったん落ち着いていたとのことです。

しかし2014年頃から再びトイレ回数が多くなり、不快症状が増えてきたため、抗コリン剤のウリトスを追加しましたが、今一つ改善がみられませんでした。そこでクリニックで勧められたペポカボチャ種子エキスのサプリを飲み始めました。日中も夜間も頻尿症状があったため、朝3粒、夜3粒の計6粒飲んだところ、1か月後には夜間の頻尿が改善し、トイレのために目が覚めることがなくなりました。日中のトイレ回数も減り、トイレのあとまたすぐ尿意を感じる回数も2回に1回あったのが5回に1回に減少しました。1日の排尿回数は13回から10回程度に減ったそうです。

夜間トイレで起きる必要がないのでよく眠れるようになり、全身の健康感、QOL（生活の質）も随分よくなりました。通常の薬は併用していますが、ペポカボチャ種子エキスのサプリを飲むようになって、不快症状の軽減のみならず満足感の向上を感じておられるそうです。

15年にわたる過活動膀胱。頻尿、尿もれ、薬の副作用から解放され、快適な毎日が過ごせるようになった

Bさん（女性）69才

Bさんが横浜元町女性クリニックLUNAを受診したのは2014年頃ですが、その10年ほど前から過活動膀胱の症状があったそうです。頻尿、特に就寝後の夜間頻尿に悩まされていたということです。

以前、他のクリニックで治療を受け、ベシケア（膀胱の過剰な収縮を抑える）を処方されていましたが、副作用でめまいが起こって続けられなかったとのことです。薬と相性が悪いのか、なかなかちょうどよい効き目の薬に出会えないことも悩みでした。

LUNAでは少し弱い薬のブラダロンを処方されましたが、効果は充分でなく、抗コリン剤（副交感神経の働きを抑制して膀胱の収縮を和らげる）のトビエースに変更。これは効き方はよかったので継続していましたが、2016年の冬に症状が悪化。やはり寒

いと頻尿は悪化しやすいようです。

その頃には咳をすると尿もれすることから腹圧性尿失禁と診断され、思い切って手術に踏み切りました。この手術で腹圧性尿失禁は改善。生活の質も改善しましたが、頻尿は治まらず、またトビエースの副作用である口渇症状が強く出てきてしまったそうです。

そこでトビエースから少し弱いベタニス（膀胱の平滑筋の収縮を和らげる）に変更しました。これで口渇などの症状はなくなったものの効果は今ひとつでした。

この頃、骨盤底筋トレーニングを開始し、ペポカボチャ種子エキスのサプリを飲み始めました。夜間頻尿が一番の悩みだったので、夜6粒飲むようにしたとのことです。2か月間継続したところ、頻尿が大幅に改善。夜間3～4回トイレで起きていたのが1回に減り、ぐっすり眠れるようになりました。日中の頻尿もなくなり、安心して生活できるようになりました。

また常に漠然と感じていた膀胱周辺の違和感、痛いようなムズムズする感覚がなくなり、不快症状がほとんど解消されたと言っていいようです。もちろんペポカボチャ種子エキスのサプリには医薬品のような副作用がなく、とても満足しておられます。

間質性膀胱炎。正確な診断と適切な治療で症状は消失。骨盤底筋トレーニングとペポカボチャ種子エキスのサプリで諸症状も改善し、薬を減量。尿トラブルがほとんど消失

Cさん（女性）88才

Cさんが横浜元町女性クリニックLUNAの門をくぐったのは2016年11月のことです。その1年ほど前から頻尿と下腹部痛があり、他のクリニックを受診し、抗生物質や漢方薬など処方されましたが効果はありませんでした。LUNAで詳しく検査したところ、膀胱炎といっても細菌性のものではなく間質性膀胱炎と診断されました。

間質性膀胱炎は膀胱や骨盤周囲に痛みがあり、強い尿意や頻尿などがありますが、検査をしても細菌は検出されません。従って抗生物質を投与しても改善しません。原因不明とされたり心因性のものと診断されることもあるようです。しかし、しっかり

検査すると、膀胱を生理食塩水でふくらませてから膀胱鏡検査をすると特徴的な所見が認められ、間質性膀胱炎と確定診断ができます。

ＬＵＮＡでは膀胱水圧拡張という生理食塩水を注入して膀胱を広げる治療や、ＤＭＳＯという薬を直接膀胱に注入する治療を行い、痛みは消失、症状は改善しました。

そのタイミングで骨盤底筋トレーニングを開始すると、痛み以外の症状も徐々になくなり、それまで使っていたリリカやサインバルタといった痛み止めも不用になりました。ベタニスは継続しておられます。

ただし寒くなると頻尿が再燃するというので、ペポカボチャ種子エキスのサプリを飲み始めました。朝3粒、夜3粒の計6粒を飲んでいたところ、2か月で頻尿などの症状も治まりました。日中のトイレでは、以前は2回に1回は排尿後すぐまた尿意があってトイレに行きたくなっていましたが、それが5回に1回未満に減少。夜間のトイレも減少し、尿トラブルはほぼ消失したと言っていいようです。それによって外出などで困ることもなくなり、ふだんの生活に全く支障がないそうです。現在の結果に満足しておられます。

間質性膀胱炎は診断がつきにくく、長い間悩んでおられる方も多いようです。きちんと診断がつけば効果的な治療が可能ですので、女性の泌尿器疾患がきちんと診療できるクリニックを受診することが重要です。

薬物療法がうまくいかない。骨盤底筋トレーニングやペポカボチャ種子エキスのサプリなどで症状改善

Dさん（女性）　76才

頻尿などの症状が表れたのが50才頃からと、長い間悩んでこられた方です。何度も治療を繰り返していましたが薬が合わないため、なかなか症状が改善しなかったとのこと。例えばエブランチル（尿道を広げて残尿を減らす）はめまいが起きてダメ。抗コリン

剤も効かない。西洋薬はほとんどダメだったそうです。

そこで横浜元町女性クリニックＬＵＮＡで骨盤底筋トレーニング、ヨガ、マッサージを開始し、ペポカボチャ種子エキスのサプリを毎朝６粒飲むようにしたところ、頻尿が改善。１日10～15回のトイレが８～９回に減少しました。

現在はトレーニングとペポカボチャ種子エキスのサプリに加え、ベタニスという薬も使っていますが、副作用で便秘してしまうので、これを改善するために酸化マグネシウムを使い、落ち着いておられます。

通常の薬物療法でうまくいかなかった患者さんですが、トレーニングやペポカボチャ種子エキスのサプリを適宜つかうことでよい効果が得られた例です。

第7章

頻尿・尿もれとペポカボチャ種子エキスのサプリメントQ＆A

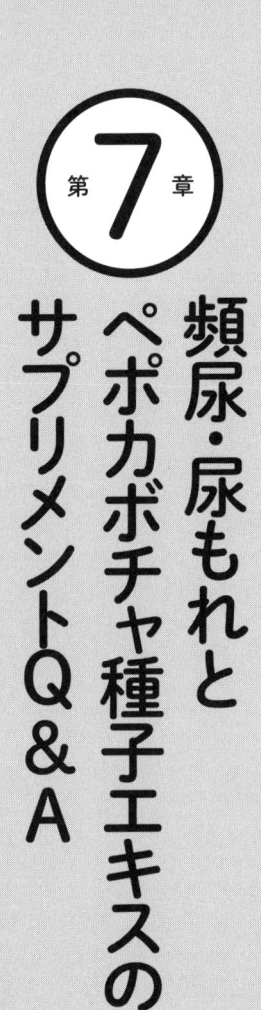

Q

頻尿や尿もれが骨盤底筋トレーニングで改善するとのことですが、どのくらい続ければ効果が現れますか?

A

トレーニングそのものはとても簡単ですが、毎日行って2~3か月は継続が必要です。しっかり続けると確実に症状が軽くなっていきますので、がんばりましょう。

ただ骨盤底筋をひきしめるにはコツがいります。本書第3章を参考にして、必要な箇所に力が入っているかどうか確かめて行いましょう。

Q

一人で骨盤底筋トレーニングを続けるのはとても難しいものです。ついついサボったり、うっかり忘れたりの繰り返しです。どうしたら続けられるでしょう。

A

骨盤底筋トレーニングは今ブームといってもいい状況です。自治体や病院、NPOなどが主催するイベントが各地で開かれているので、そうしたところに定期的に足を運んで、モチベーションを高めるといいでしょう。

症状にもよりますが、医療機関を受診し、治療の一環としてトレーニングを行うと、主治医や、リハビリテーション担当者の指導や監督もあるので続けやすいのではないでしょうか。

Q

水分の摂りすぎが頻尿につながるといいますが、熱中症予防やふだんの健康のためにも、水分はたくさん摂った方がいいのではないでしょうか。

A

暑くて大量に汗をかいたりハードな運動をしたりすれば、たっぷり水分補給する必要があります。しかしそれほど汗をかいていないのに、ガブガブ水を飲むのはよくありません。水分の摂りすぎで頻尿になり、その結果、膀胱が過敏になり過活動膀胱になる人が少なくないようです。

必要な水分は1日1～2ℓくらいです。健康のためにも、過剰な水分摂取は控えましょう。

Q

1日に10回くらいトイレに行く場合は、頻尿なのでしょうか。病気なのだから病院を受診した方がいいのでしょうか。

A

1日10回はやや多いのですが、極端に多い、というほどではありません。要は当人が10回は多いと感じ、困っているかどうかです。10回くらいはどうということはない、困っていないというのであれば、様子を見ていいでしょう。

Q

頻尿や尿もれで困っていますが、病院に行くのは抵抗があります。

A

どの程度の症状かによりますが、かなり深刻な状態であれば、ためらわず受診すべきです。内診や男性の医師に抵抗のある人は少なくありませんので、女性医師のいる泌尿器科や産婦人科をさがして受診しましょう。

最近は、泌尿器科、産婦人科といった看板ではなくレディースクリニック、女性専門外来といった看板の医療機関が増えています。インターネットで、自分が相談しやすそうなところを探して受診するといいでしょう。

頻尿や尿もれは放置すると悪化します。治療は早ければ早い程いいのです。思い切って受診して治療を受ければ、もっと早くくればよかったと誰もが思います。

Q

ペポカボチャとはどんな植物ですか？

A

カボチャの原種に近い品種で、日本では食用ではなく観賞用として花屋さんなどで売られています。しかしヨーロッパでは薬用ハーブとして知られ、広く栽培され、利用されています。薬用にするのはカボチャの実ではなく種子です。

Q

日本のカボチャの種子では代わりにならないでしょうか？

A

日本のカボチャは食用として品種改良されたものであり、ペポカボチャのような薬理作用は期待できないと思われます。ただ日本のカボチャの種子も、炒ったり揚げたりすれば栄養価の高いナッツとして食べられるようです。

ペポカボチャは太古の昔から薬用として栽培され、泌尿器疾患の民間薬としての長い歴史があります。科学的な研究も進み、どんな成分にどんな働きがあるかが解明されつつあります。

Q ペポカボチャの種子のどんな成分が尿トラブルによいのですか？

A

薬効のある成分はたくさんありますが、特に重要なのはリグナンというポリフェノールの一種です。リグナンは植物エストロゲンなどとも言われ、エストロゲン、つまり女性ホルモンとよく似た働きをします。女性の尿トラブルの大きな原因は、加齢による女性ホルモンの減少ですので、リグナンはこの減少を補うように働いてくれると考えられています。

Q 女性ホルモンが減少すると、なぜ尿トラブルが起きるのですか？

A 女性ホルモンは女性らしい体を作り、妊娠・出産を支えますが、それだけでなく、骨の丈夫さや血管、筋肉のしなやかさを維持するなど様々な機能を担っています。女性ホルモンが減少すると、泌尿・生殖器は次第に萎縮し、特に骨盤底筋は柔軟さを失ってゆるんでいきます。そのため頻尿、尿もれ、過活動膀胱、骨盤臓器脱といったトラブルにつながっていくわけです。

Q ペポカボチャ種子エキスのサプリメントは、男性の尿トラブルにも薬効があるというのは本当ですか？

A まず男性の尿トラブルについて説明すると、その原因は、加齢による男性ホルモンの質の変化です。男性ホルモンのテストステロンの質が変化すると、前立腺はむしろテストステロンをたくさん取り込み、これがジヒドロテストステロンに変わって前立腺を肥大させると考えられています。前立腺肥大は尿道を圧迫し、尿トラブルをひき起こします。

ペポカボチャの種子の成分は、テストステロンがジヒドロテストステロンに変わるのを防ぐことで前立腺肥大を抑止し、結果的に尿トラブルを防ぐと考えられています。

Q

ペポカボチャの種子に男性ホルモンと女性ホルモン、両方の働きを持った成分が別々に含まれているのでしょうか。双方の働きが阻害されることはないのでしょうか。

A

これまでそういった研究報告はないので、問題ないようです。
そもそも女性ホルモンと男性ホルモンは、逆の作用をもたらすものではありません。女性ホルモンは男性ホルモンから作られます。それぞれは、女性の特徴、男性の特徴を作り出すものであって、正反対というわけではないのです。むしろ男性、女性どちらにも働く成分が含まれている薬用ハーブは貴重だと言えます。

Q

ペポカボチャの種子にはアンチエイジング効果があるというのは本当ですか？

A

前述の性ホルモン様物質は、加齢によって衰えた泌尿器の機能を回復させると考えると、確かにアンチエイジング効果があると言えます。性ホルモン様物質は全身にも作用すると動脈硬化を予防し、筋肉と骨の変化をおさえると考えられます。

またペポカボチャの種子には、他にもオレイン酸やリノール酸、エイコサエン酸などの不飽和脂肪酸が含まれています。これらの脂肪酸は抗酸化作用が高く、中性脂肪やコレステロールを調整して血管をしなやかにし、動脈硬化を予防・改善します。これも重要なアンチエイジング効果と言えるでしょう。

Q

ペポカボチャの種子の尿トラブル改善効果についての臨床試験は行われていますか？

A

まず本書第5章に、女性、男性それぞれを対象にした臨床試験が紹介されています。ペポカボチャの種子の成分は、女性、男性どちらの尿トラブルに対しても確かな改善効果を示しています。

また第6章は、実際にペポカボチャ種子エキスのサプリメントを試した方たちの症例です。ここでもペポカボチャ種子エキスのサプリメントは、様々な尿トラブルを改善することを証明しています。

Q

ペポカボチャ種子エキスのサプリメントは、いつ、どのくらい飲めばいいのでしょうか。

A

サプリメントは薬ではないので、はっきりした用量は決まっていません。およその目安として1日6粒くらいと設定されています。

飲むタイミングは、例えば夜間頻尿の改善のためであれば夕食後に6粒、日中の尿トラブルの改善のためであれば朝食後に6粒という感じでいいようです。夜、日中の両方であれば朝食後と夕食後、各3粒にしてみます。

量の調整は、ご本人が飲んで、その体感を目安にして増減してもいいでしょう。

Q

ペポカボチャ種子エキスのサプリメントの原材料の調達や製品化はどのように行われているのですか。

A

原材料は、ペポカボチャの本場である欧州オーストリアの契約農家に委託し、栽培されたものの中から、良質な種子を厳選して使用しているとのことです。製品化はスイスの老舗メーカーで行われています。

製造に関しては、医薬品製造の品質基準であるＧＭＰ（good manufacturing practice）にのっとって適正に管理されています。ＧＭＰとはＷＨＯなどの国際機関や各国の規制当局が策定しているもので、安全管理において信頼に足るものです。

Q

ペポカボチャ種子エキスのサプリメントには副作用はありませんか？

A

カボチャにアレルギーのある人は避けた方がいいでしょう。他にもアレルギーは、食品も含めてどんな物質に関しても絶対起きないと断言できるものではないからです。

ですから、初めて服用する人は、ご自分の体感や反応に注意を払いながら飲むといいでしょう。

ヨーロッパで長く服用されている成分ですが、大きな副作用もなく生き残っています。アレルギー以外は大きな副作用はないと考えられます。

Q

ペポカボチャ種子エキスのサプリメントは、薬と一緒に飲んでも大丈夫ですか?

A

これまで医薬品との飲み合わせが問題になったことはないので、まず大丈夫でしょう。もし医療機関に通院しているのであれば、ペポカボチャ種子エキスのサプリメントの成分について主治医に相談してみるとよいでしょう。

Q ペポカボチャの種子成分が尿トラブルに有効ならば、医薬品にはならないのでしょうか?

A 日本ではそういった話はないようですが、欧州のドイツでは既に医薬品になっています。欧州は多くの地域で伝統的に薬用ハーブが使われており、ペポカボチャの種子もその1つです。

薬理作用があるからといって医薬品にすると、単一成分の濃度が高くなるためか、副作用が起こる可能性が高くなります。薬用ハーブ、サプリメントとして使う方がよい場合もあるのではないでしょうか。

あとがき

尿トラブルをきっかけに泌尿器の健康チェックを

頻尿や尿もれの話なんて、昔はとても人に言えない話題でした。それが今、ちょっと親しい人なら「実は…」と話せるようになったのは、本当によいことだと思います。尿もれをカミングアウトしている芸能人、有名人は増え続けており、例えば西村知美さん、松島尚美さん、RIKACOさん…、みなさん、正直に健康的に尿トラブルを話題にしていて素晴らしい。多くの女性達が励まされています。

女性だけではありません。くりーむしちゅーの上田晋也さん、爆笑問題の太田光さん、整形外科医の高須克弥氏など、男性有名人の尿もれカミングアウトも増えています。

ただネット社会ゆえの問題もたくさんあります。健康情報全てに言えるかもしれませんが、フェイクニュース、ガセネタ、似非科学がたくさんあふれているからです。たとえば健康のためには「水分はたくさん摂取した方がいい」とばかりに、1日何リットルも水を飲む？　尿もれ予防にはおしっこを我慢しないこと？　尿もれは自転車こぎで治る？　こうした謎の情報がネットにあふれかえっていて愕然としました。尿トラブルに悩んでいる人、困っている人は、まずこうした情報の信憑性に目を凝らしていただきたいと思います。そして尿トラブルとその治療や改善をきっかけに、泌尿器の働きや健康状態に関心を持っていただけるともっといい。膀胱や腎臓、前立腺などの機能について、我々はふだんあまりに無関心です。

頻尿や尿もれの多くは治りますし、命にかかわることは稀ですが、場合によっては膀胱や前立腺のがんなど重篤な病気がみつかることもあります。ちょっとした尿トラブルをきっかけに泌尿器科を受診すると、おろそかにしていた健康チェックができて非常に有意義です。

さて本書でご紹介したペポカボチャは、日本ではあまり栽培されていないために知られていませんが、西洋ではよく知られた尿トラブルに効く生薬です。実際に患者さんに試してもらったところ、1か月~2か月という短期間でトラブル解消につながるケースがあり、驚かされました。頻尿や尿もれなどそれぞれの症状改善にいいだけでなく、膀胱周辺の痛みや不快症状など様々なことに働きかけるところも期待以上の結果であり、試していただく価値があると思います。

本書をきっかけに頻尿や尿もれの悩みが解決し、多くの人が泌尿器の健康と全身のQOLの向上に役立てていただければ幸いです。

参考文献

『自分で治す！頻尿・尿もれ』　関口由紀・著（洋泉社）
『ちょびもれ女子のための「あ！」すっきり手帖』　関口由紀・著（主婦の友インフォス）
『女性泌尿器科専門医が教える自分で治す！尿トラブル』　関口由紀・著（主婦の友社）
『尿のトラブル　がまんしていませんか？』　関口由紀・著（講談社）
『「女の不調」解消ＢＯＯＫ』　関口由紀・著（ＰＨＰ文庫）
『尿もれ、頻尿が自分で治せる１０１のワザ』「健康」編集部編（主婦の友インフォス）
『よくわかる　女性の尿もれ　男性の頻尿』　奥井識仁・監修（日東書院）

排尿日誌 (Frequebcy volume chart)

月　　日(　)

◎起床時間：午前・午後 ＿＿時＿＿分
◎就寝時間：午前・午後 ＿＿時＿＿分

	排尿した時刻	尿量(ml)	備考
時から翌日の　　時までの分をこの一枚に記載してください			
1	時　分		
2	時　分		
3	時　分		
4	時　分		
5	時　分		
6	時　分		
7	時　分		
8	時　分		
9	時　分		
10	時　分		
11	時　分		
12	時　分		
13	時　分		
14	時　分		
15	時　分		
16	時　分		
17	時　分		
18	時　分		
19	時　分		
20	時　分		
	計	ml	

翌日　月　日　◎起床時間：午前・午後　時　分

排尿日誌（Frequebcy volume chart）

月　日（　）

◎起床時間：午前・午後 ____時____分

◎就寝時間：午前・午後 ____時____分

	排尿した時刻	尿量(ml)	備考
時から翌日の　時までの分をこの一枚に記載してください			
1	時　分		
2	時　分		
3	時　分		
4	時　分		
5	時　分		
6	時　分		
7	時　分		
8	時　分		
9	時　分		
10	時　分		
11	時　分		
12	時　分		
13	時　分		
14	時　分		
15	時　分		
16	時　分		
17	時　分		
18	時　分		
19	時　分		
20	時　分		
	計	ml	

翌日　月　日　◎起床時間：午前・午後　時　分

◉ 監修者プロフィール

関口由紀 (せきぐち・ゆき)

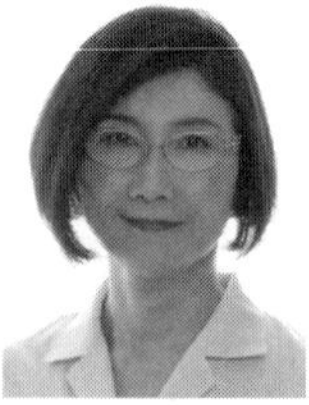

女性医療クリニックLUNAグループ理事長/横浜市立大学客員教授/女性医療ネットワーク理事/日本泌尿器科学会専門医・指導医/日本東洋医学会専門医・指導医/日本透析療法学会専門医/日本性機能学会専門医/日本排尿機能学会認定医/医学博士/経営学修士

2005年横浜元町女性医療クリニック・LUNAを開設。現在は女性医療クリニックLUNAグループの総帥として、横浜・大阪に3つの女性医療専門クリニックを展開し、世界標準の女性医療を目指している。

◉ 著者プロフィール

犬山康子

医療ジャーナリスト

1959年生まれ。出版社勤務を経てフリーランスとして活動。
子どものアレルギーをきっかけに健康・医療に興味を持ち、
自然療法、東洋医学などの研究、執筆活動を展開中。
一児の母。

本書を最後までお読みいただきまして
ありがとうございました。

本書の内容についてご質問などございましたら、
小社編集部までお気軽にご連絡ください。

平原社編集部
TEL:03-6825-8487

頻尿・尿もれを自分で治す方法

二〇一九年三月二五日　第一版第一刷発行
二〇二〇年三月一〇日　第一版第三刷発行

監　修　関口由紀
著　者　犬山康子
発行所　株式会社　平原社
東京都千代田区神田須田町二－八－十九－九〇三
（〒一〇一－〇〇四一）
電　話　〇三－六八二五－八四八七
ＦＡＸ　〇三－五二九六－九一三四
印刷所　ベクトル印刷株式会社

ISBN978-4-938391-66-9